Dra. Karla Saggioro

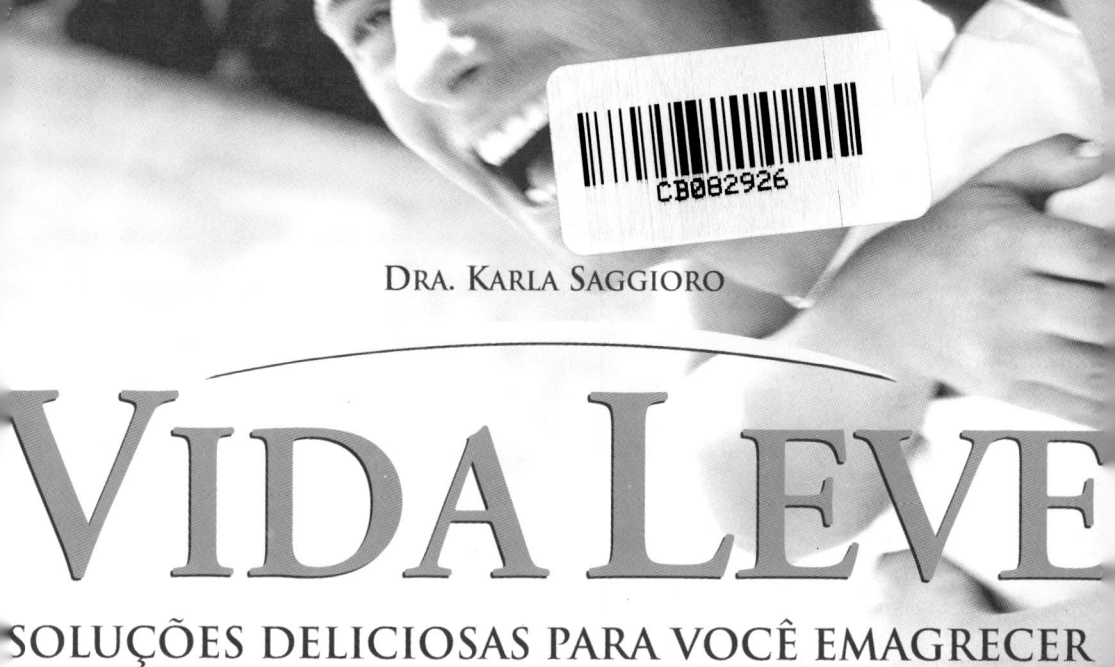

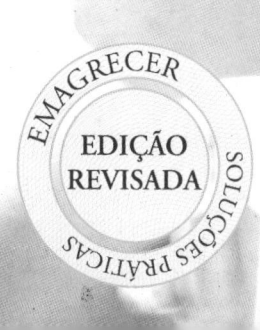

Vida Leve

SOLUÇÕES DELICIOSAS PARA VOCÊ EMAGRECER

EDIÇÃO REVISADA

Novembro de 2002, Editora Fundamento Educacional Ltda.

Editor: Editora Fundamento

Edição de texto: Denise Gonçalves
Revisão de texto: Albertina Pereira Leite Piva, Kandy Saraiva

Capa: Commcepta Design
Editoração eletrônica: Commcepta Design

Fotolito:
Impressão:

Todos os direitos reservados e protegidos pela Lei 5.988 de 14.12.1973.
Nenhuma parte deste livro, sem autorização prévia por escrito da editora, poderá ser reproduzida ou transmitida sejam quais forem os meios empregados: eletrônicos, mecânicos, fotográficos, gravação ou quaisquer outros.

Dados Internacionais de Catalogação na Publicação (CIP)
(Câmara Brasileira do Livro, SP, Brasil)

Saggioro, Karla
Vida Leve / Karla Saggioro.
  -- São Paulo : Editora Fundamento Educacional,
2002.

ISBN 85-88350-35-1

1. Corpo - Peso - Controle 2. Dietas para
emagrecer 3. Obesidade 4. Perguntas e respostas 5.
Qualidade de vida 6. Saúde - Aspectos nutricionais
I. Título.

02-5650

Índices para catálogo sistemático:
1. Peso : Controle : Promoção da saúde   613

Depósito Legal na Biblioteca Nacional conforme Decreto nº 1.825, de dezembro de 1907.

Impresso no Brasil

Telefone: 0800 600 7733
E-mail: info@editorafundamento.com.br
Site: www.editorafundamento.com.br

Sumário

Você já acordou gordo?	6
Sete mitos sobre emagrecimento	7
Existe realmente essa tal tendência para engordar?	9

Qual é a mágica que acontece na família da Rosa? — 10
Então, a genética pode levar ao aumento de peso? — 10
Até onde a tendência familiar para engordar pode influenciar o seu peso — 11
Como a hereditariedade faz engordar — 12
Esqueça as comparações — 13
Combinação desastrosa: tendência familiar e alimentação inadequada — 13
– Mesmo que eu emagreça, meu peso sempre volta a aumentar. — 15
Como evitar ser gordinho, mesmo possuindo predisposição para engordar — 16

Turbulências da vida — 18

Você corre riscos de aumentar o peso? — 23

Como os alimentos interferem nas emoções — 25

Estresse pode alterar a quantidade de serotonina — 27

Aargh!! Detesto fazer exercícios — 29

Massa muscular ajuda a queimar calorias — 32
– Mas eu emagreço sem exercício físico! — 36
– Tenho tanta preguiça... — 38
E, então, vamos começar a mexer o corpo? — 39
– Por quanto tempo vou ter de fazer exercícios físicos? — 40
Primeiros Passos — 40
A idade pesa! — 43

Alimente o coração e emagreça o corpo — 44

Programe-se para a vitória — 47
Mude de dentro para fora — 47
Estratégias de sucesso — 48
Autocontrole, o segredo para quase tudo na vida — 53
"Nada é mais forte do que a força do hábito" — 53
– Cuidar da alimentação não é a mesma coisa que fazer dieta? — 54
Manter a meta alcançada depende de atitudes diárias — 55
Atitudes que fazem seu emagrecimento ser temporário ou definitivo — 56
Defina aonde quer chegar — 57

Mas quanto você precisa emagrecer? — 58

Mas, o que pode ser considerado peso ideal? 59
Leve em conta também a distribuição da gordura 62
E se você não conseguir atingir um IMC de 25? 62

O que comer para você emagrecer com saúde — 65

Carboidratos: a energia para seu dia — 69

Carboidratos são açúcares 69
Índice glicêmico é o que faz a diferença 72
Preste mais atenção ao tipo de carboidrato que você consome 74

As gorduras não servem só para engordar — 79

Nem todas as gorduras são iguais 81
Manteiga ou margarina? 84

Proteína: muita ou pouca? — 88

Proteína animal ou proteína vegetal? 89
É melhor seguir uma dieta vegetariana? 90

O que existe além da dieta e dos exercícios — 94

Primeiro recurso: medicamentos 94
Segundo recurso: cirurgia bariátrica 98

Seu filho está gordinho. E agora, o que fazer? — 101

Se na sua família há muitos gordos, seu filho terá problemas com o peso? 103
Criança gorda nem sempre come muito 104
Desperte seu filho para o prazer de mexer o corpo 105
Como manter seu filho ativo, de maneira fácil e agradável 106
O envolvimento de toda a família é fundamental 107
Comida é comida, presente é presente, afeto é afeto 109
Busque aliados. A escola do seu filho pode ser uma parceira importante 111
Como fazer se você tem um filho magro e outro gordo? 112
– Mas meu filho não come tanto assim! 113
Procure pelo simples e use seu bom senso 114

Dieta alimentar - Colocando tudo no prato — 116

Lista de substituições 118
Roteiro Alimentar 127
Lista de substituições ampliada 136
Substituições de refeições por lanches 139

Dieta Desintoxicante - Exagerou? — 144

Sugestões para leitura — 150

Referências — 151

Deus, minha fortaleza.

VOCÊ JÁ ACORDOU GORDO?

Tenho visto várias pessoas que, um belo dia, acordam, olham-se no espelho e dizem para si mesmas: "Preciso emagrecer". É como se acordassem gordas. Essa urgência em emagrecer pode estar escondendo sentimentos tão bem guardados que ficam invisíveis aos olhos.

Poucas são as pessoas que, acordando gordas, conseguem emagrecer e se manter magras logo na primeira tentativa. A maioria delas passa por várias dietas, permanecem magras por algum tempo, mas lentamente o excesso de peso volta a incomodar.

O que vejo acontecer a muitas pessoas com excesso de peso é o fato de elas não quererem aprender sobre nutrição ou não colocarem em prática o que já sabem. É como se elas quisessem ser emagrecidas, sem que precisassem colaborar para isso.

Pense no significado de uma vida mais magra ao longo dos anos. Você sabe, e eu também, que muita restrição torna a vida sem graça e frustrante, mas fechar os olhos ao problema ou adiar eternamente as mudanças necessárias só irá gerar sentimentos de mais incapacidade e frustração.

Não pretendo, de maneira alguma, fazer a apologia da magreza. Está claro que os padrões atuais de beleza fazem até as mais magras sofrerem. Bulemia, anorexia e outros distúrbios da imagem corporal passam a ser problemas freqüentes nos consultórios médicos e psiquiátricos.

É certo que podemos, cada vez mais, comprovar que a obesidade não é só uma questão de comer muito. Independentemente da hereditariedade, são suas atitudes diárias que o levarão ao sucesso ou ao fracasso. E um mundo melhor depende de pessoas mais felizes e saudáveis.

"A imaginação pode ser mais importante do que o conhecimento."
Albert Einstein

CAPÍTULO I

SETE MITOS SOBRE EMAGRECIMENTO

❶ *Somente exercícios que fazem o corpo suar ajudam a emagrecer.*

Falso. Qualquer tipo de exercício queima calorias, aliás, sempre que seu corpo está em movimento, você está queimando calorias. Caminhadas, mesmo que em ritmo lento, se praticadas por uma hora com regularidade, podem levar à redução de até 10 quilos em um ano, sem mudanças drásticas na alimentação.

❷ *Alguns alimentos ajudam a queimar calorias.*

Falso. O que queima calorias é a prática de atividade física. Não há alimento que, isoladamente, mereça ser consumido em maior quantidade com o objetivo de fazer o organismo queimar mais calorias.

❸ *Comer à noite engorda muito.*

Falso. Comer de maneira inadequada sempre levará ao aumento de peso, não importando o horário. Em geral, acontece que, no final do dia, as pessoas costumam optar por comidas calóricas e gordurosas e, por estarem cansadas, esgotadas e estressadas, sentam-se para ver TV ou vão dormir.

④ *Para emagrecer, torne-se vegetariano.*

Falso. Dependendo da alimentação vegetariana, ela pode ser rica em gordura e colesterol, não contribuindo para o emagrecimento. Trocar o consumo de carnes por ovos, laticínios, sementes ou carboidratos pode não saciar a fome de maneira adequada, além de aumentar a quantidade de calorias e gordura na alimentação.

⑤ *Jejuar algumas vezes pode ajudar a emagrecer mais rápido, além de reduzir o tamanho do estômago.*

Falso. Ficar sem comer fará o seu peso diminuir, mas parte dessa redução será decorrente da eliminação de água ou perda de músculo e não propriamente de gordura. Quando voltar a comer, seu organismo recuperará todo o peso perdido.

⑥ *Não coma entre as refeições.*

Falso. Fazer lanches saudáveis entre as refeições serve para manter seu metabolismo ativo e, principalmente, evita que você corra o risco de comer demais na próxima refeição. A maior parte das pessoas necessita comer a cada três ou quatro horas.

⑦ *Não repita o prato.*

Falso. Há dias em que estamos com mais fome, e outros, com menos. Comer um pouco mais em uma refeição não irá determinar seu peso. O que importa são seus hábitos no decorrer do dia todo ou, até mesmo, no decorrer de uma semana.

> *"Ninguém pode mudar sua natureza,
> mas todos podem melhorá-la."*
> E. Feuchterslehen

CAPÍTULO 2

EXISTE REALMENTE ESSA TAL TENDÊNCIA PARA ENGORDAR?

VIDA REAL

Zezé, uma simpática e sorridente senhora, que adora doces e gosta de experimentar novas receitas, é vizinha de Rosa, banqueteira de mão cheia. Apesar de apreciar as delícias que a amiga faz, nem sempre Zezé aparece por lá. Ela está acima do peso e receia não resistir às guloseimas magistralmente preparadas.

Desde a avó, passando pela mãe e chegando até Rosa, todos na casa da vizinha fazem doces e pratos fantásticos para as festas da cidade. Em meio a tantos quitutes, a família come fartamente, saboreando macarronadas, sobremesas, bolinhos e biscoitinhos ao longo do dia.

Para desespero de Zezé, todos os parentes de Rosa são magros ou "magrelos", como ela mesma diz, inconformada com o fato de não comer tudo de que gosta e, mesmo assim, viver brigando com a balança.

2 - Existe realmente essa tal tendência para engordar?

Qual é a mágica que acontece na família da Rosa?

Não se trata de magia, nem de milagre.

O fato é que, apesar dos hábitos alimentares exagerados da família, nenhum deles tem predisposição para acumular gordura e aumentar de peso. Provavelmente, a genética que controla o gasto calórico dessas pessoas faz com que o organismo delas queime, de maneira eficaz, o excesso de calorias ingeridos.

Infelizmente, o mesmo não acontece com Zezé que, possivelmente, tem um gasto calórico mais lento e, portanto, maior predisposição para o excesso de peso.

Então, a genética pode levar ao aumento de peso?

Não há como negar a influência da genética em nossa vida. E, cada vez mais, a Ciência comprova ser ela a responsável por muitas coisas, boas ou ruins, que acontecem com a gente.

Você já deve ter visto ou ouvido falar de famílias em que várias pessoas têm diabetes ou níveis altos de colesterol ou, então, daquelas cheias de velhinhos que vivem para lá dos 80 anos. E todos dizem: é de família!

Em muitos casos, a hereditariedade é inquestionável.

– E quanto aos gordinhos?

Posso dizer que existe uma mistura bastante complexa entre genética e fatores externos influenciando o peso de todos nós. E a hereditariedade ou a genética interferem muito mais acentuadamente no aparecimento da obesidade do que se imaginava até há algum tempo.

É certa a existência de hábitos alimentares inadequados em várias famílias. Imagine a seguinte alimentação: feijão com bacon, salada de batata, bolinhos, lasanha e mousse de chocolate em uma única refeição; picanha, lingüiça, cerveja ou pizza nos fins de semana. Isso sem falar naquele tradicional lanche que muitas famílias têm o hábito de fazer no meio da tarde, com pãezinhos, geléia, patês e achocolatado.

Concordo que engordar diante de uma alimentação tão calórica assim pode soar óbvio, mas, por incrível que possa parecer, apesar de todos esses excessos alimentares, não são todas as pessoas que passam a ter aumento de peso.

– Não?!? – Você deve estar se perguntando, indignado.

Até onde a tendência familiar para engordar pode influenciar o seu peso

A predisposição genética para a obesidade que Zezé já conhece foi bem demonstrada por alguns cientistas[1]. Eles realizaram pesquisas mundialmente reconhecidas com crianças gêmeas idênticas, adotadas por famílias diferentes, analisando e comparando-as com seus pais biológicos e adotivos. Embora esses gêmeos tivessem sido criados em famílias separadas (adotados no primeiro ano de vida) e com hábitos alimentares diferentes, dependendo da família que os adotara, eles mantiveram uma constituição corporal bastante idêntica à dos seus pais biológicos, tanto para a magreza como para a obesidade.

Essas descobertas concluíram, de maneira esclarecedora, que o risco de uma criança ficar acima do peso é próximo de 10% quando nenhum dos pais é obeso, e pode chegar a 80% quando os dois pais são gordos.

---
1 Bouchard C, Perusse L. Genetics of obesity. *Annu Rev Nutr* 13:337-354, 1993.
Stunkard A.J., Foch T.T., Zdenek H. A twin study of human obesity. *J Am Med* 256:51-54, 1986.

2 - Existe realmente essa tal tendência para engordar?

Como a hereditariedade faz engordar

❶ Aumento ou redução do apetite

Ainda não se sabe claramente o que acontece, mas parece haver um defeito no sinalizador responsável por dizer ao cérebro a hora certa de parar de comer. Por algum motivo, esse sinalizador falha, e a pessoa perde o controle na comida.

Não só o excesso ou a redução do apetite são influenciados por alguns genes, mas também as preferências alimentares. A escolha de alimentos ricos em gordura parece ser conseqüência tanto de costumes familiares como de alterações genéticas que predispõem algumas pessoas a preferirem uma alimentação desse tipo.

❷ Capacidade de acumular gordura

Normalmente, o nosso corpo transforma em gordura aproximadamente 5% do que comemos, mas algumas alterações genéticas graves podem fazer com que o organismo converta até 20%. Por outro lado, nas famílias dos magros, como é o caso da vizinha da Zezé, a predisposição genética contribui para que o corpo não acumule gordura e, assim, mantenha-se magro, independentemente da alimentação.

❸ Capacidade de gastar calorias

– Eu faço as mesmas atividades que as minhas amigas na academia de ginástica e não consigo emagrecer tão rapidamente quanto elas.

Quem já ouviu essa frase, ou até já fez pessoalmente esse comentário?

Muita gente, acredito.

O nosso corpo tem a capacidade de queimar calorias de três modos:

- metabolismo em repouso, que é a energia gasta pelo corpo para se manter vivo;
- efeito térmico da alimentação, ou seja, a energia gasta no processo de digestão dos alimentos;
- gasto energético durante atividade física.

Todas essas etapas sofrem influência da genética e, por isso, variam de pessoa para pessoa. Assim, alguns de nós queimam mais calorias e outros menos, seja em repouso seja fazendo exercício físico, ou até mesmo praticando a mesma atividade física.

Esqueça as comparações

No decorrer da leitura, você vai entender como cada um desses mecanismos determinam o funcionamento do seu corpo, levando-o a queimar mais ou menos calorias. Parece que até mesmo a propensão para a inatividade física do obeso tem interação com a genética. Isto é, aquela vontade de fazer ou não exercícios físicos pode estar ligada à genética.

Por tudo isso, nossa amiga Zezé não pode ficar se comparando à vizinha, pois as duas, apesar da mesma idade, têm genética e metabolismos totalmente diferentes.

Combinação desastrosa: tendência familiar e alimentação inadequada

"A oportunidade faz o ladrão", já dizia o ditado.

Sem querer fazer nenhuma comparação sobre o caráter de ninguém, mas apenas ilustrando o funcionamento do nosso organismo

2 - Existe realmente essa tal tendência para engordar?

para que você entenda mais facilmente, imagine a predisposição para engordar como um "ladrão" à espreita, aguardando uma escorregadela sua na alimentação para roubar a comida que você ingere e escondê-la muito bem dentro das células gordurosas do seu corpo, fazendo com que os ponteiros da balança comecem a subir.

Por outro lado, caso não haja essa "oportunidade", caracterizada por uma alimentação inadequada ou pela falta de atividade física, por exemplo, a tendência genética terá menos chance para se manifestar, e você correrá menor risco de engordar.

No outro extremo, estão as pessoas que não sofrem influência genética para o excesso de peso. O organismo delas não tende a acumular gordura mesmo diante de qualquer "oportunidade".

VIDA REAL

Juntos, os irmãos Wilson, Wanessa e Wanda pesam 370 quilos, o que corresponde a uma média de 123 quilos cada um. Mas Wander, o irmão mais velho, tem apenas 95 quilos. O acúmulo de gordura começou na infância, quando a família vivia em um apartamento pequeno e sem área de lazer, e as crianças tinham poucas chances de gastar energia. Em compensação, os irmãos comiam e ainda comem "bem". Pastel, ovo frito, maionese, feijoada, lasanha, além do arroz com feijão, constituíam o cardápio diário. Wander também era gordo, mas conseguiu emagrecer assim que mudou de emprego, passando a caminhar alguns quilômetros todos os dias para chegar ao trabalho.

O que acontece com esses quatro irmãos?

Parece que todos, além da predisposição para a obesidade, cultivam hábitos alimentares bastante calóricos, fazendo com que aumentem exageradamente de peso. Wander, entretanto, consegue se manter mais magro graças às longas caminhadas que faz diariamente. Ele poderia ser até mais magro se possuísse hábitos alimentares melhores.

– Mesmo que eu emagreça, meu peso sempre volta a aumentar.

Nosso peso é geneticamente programado. Se seus hábitos alimentares forem adequados, seu peso tende a permanecer relativamente estável por meio de ajustes próprios que o corpo faz entre o gasto de energia e o apetite. Isto é, quando nosso peso varia muito para cima ou para baixo, o corpo tem mecanismos próprios para fazer com que ele volte ao patamar anterior.

Esse é um dos motivos que faz com que os ponteiros da balança rapidamente voltem a subir após um emagrecimento acentuado, em decorrência de alguma rigorosa dieta. Ou tendam a baixar, após um aumento abrupto de peso, por qualquer outra razão. Essa capacidade de recuperar o peso perdido varia de uma pessoa para outra e também depende da genética de cada um.

E-MAIL

Júlia, Brasília, 18 anos, filha de pais gordos

"Na minha família existem várias pessoas gordas. Será que eu também vou ter esse tipo de problema?"

Júlia, apesar de o ambiente em que vivemos influenciar as nossas preferências alimentares, é importante não confundir hábitos alimentares errados com tendência familiar à obesidade. Se você vem de uma família de gordinhos, verifique primeiro seus hábitos alimentares e seu costume de praticar atividade física antes de rotular seu excesso de peso apenas como hereditário.

2 - Existe realmente essa tal tendência para engordar?

Como evitar ser gordinho, mesmo possuindo predisposição para engordar

Ao contrário do que muita gente acredita, a predisposição para o excesso de peso nem sempre se manifesta desde o nascimento, assim como acontece com outras características genéticas. Mesmo possuindo uma tendência para a obesidade, você pode se manter por muito tempo com o peso sob controle. É como se essa predisposição ficasse adormecida, apesar de nunca ter deixado de existir.

Em um determinado momento da vida, por uma ou várias razões, ela é despertada, e começa a se manifestar. Aquela pessoa que nunca foi gordinha, apesar de fazer parte de uma família com pessoas gorduchas, começa a ganhar peso progressivamente. As razões para que o excesso de peso seja desencadeado são, em geral, situações que levam as pessoas a exagerar na quantidade de alimentos, preferir aqueles de maior teor calórico ou gastar menos energia. Assim, passa a existir uma falta de equilíbrio entre a genética, a quantidade ou o tipo de comida escolhida e o gasto de calorias.

VIDA REAL

Ao receber Thomas no aeroporto, de volta dos Estados Unidos, depois de um ano de estudos para aperfeiçoar o inglês, seus pais tomaram um susto. Ele estava quase irreconhecível, 30 quilos mais gordo, pelo menos. Thomas nunca foi muito magro, mas tinha um corpo quase atlético graças aos freqüentes jogos de futebol que praticava quando morava no Brasil.

Alimentava-se bem: arroz, feijão, carne, leite, frutas e algumas verduras. Cometia excessos, é verdade, como todo adolescente, mas não passava a sanduíches, milk shakes, sundae, pizzas e refrigerantes, como aconteceu enquanto morou na casa da família americana. A pelada de todo dia foi trocada por um pouco de beisebol no time da escola. Embora sentisse que as roupas estavam ficando apertadas, Thomas não deu muita importância, afinal todo mundo por lá era gordo... De volta à antiga rotina, ele foi percebendo o quanto tinha engordado e se dispôs, com a ajuda da mãe e de um profissional, a iniciar um controle alimentar adequado e, aos poucos, voltar para o futebol. Depois de algum tempo, o seu peso voltou ao patamar considerado ideal, e ele não cometeu mais tantos exageros na alimentação.

A história de Thomas é parecida com a de tantos outros rapazes e moças com predisposição para a obesidade, pois seus pais também são gordinhos. No entanto, antes da viagem, ele mantinha uma alimentação equilibrada e não deixava de praticar atividade física. Certamente, isso era suficiente para impedir que o gene da obesidade se manifestasse. Com a mudança de Thomas para os Estados Unidos, muita coisa mudou. Não somente a alimentação passou a ser excessivamente calórica, mas também a intensidade da atividade física foi reduzida, uma vez que ele era aprendiz no beisebol.

A vida de Thomas nos mostra que a tendência para a obesidade, apesar de adormecida, pode despertar quando o estilo de vida se altera. Entretanto, sem a tendência hereditária para a obesidade, esse aumento de peso possivelmente não atingiria a marca dos 30 quilos excedentes.

"O destino não é obra do acaso. É obra de escolhas. Não é algo para ser esperado, é algo para ser realizado."
William Jennings Bryan

CAPÍTULO 3

TURBULÊNCIAS DA VIDA

Algumas fases da vida são famosas por "despertar" os genes do excesso de peso. Cuide-se melhor ou fique atento para poder ajudar sua família durante os períodos que serão descritos.

● *O que pode acontecer na infância*

A idade entre os 5 e 7 anos e o início da adolescência são períodos críticos que merecem atenção dobrada quanto ao excesso de peso. Isto porque, durante essas fases, a criança que engorda corre o risco não só de ter o tamanho de suas células gordurosas aumentado, mas também de ter multiplicado o número dessas células. É a chamada obesidade hiperplástica. Embora isso possa acontecer com qualquer criança, tal fato é muito mais intenso com aquelas que têm uma predisposição genética favorável ao aumento de peso. Essas células gordurosas extras adquiridas não são eliminadas, passando a existir durante toda a vida, assim como a facilidade para aumentar de peso.

O período do desaleitamento materno também merece maior atenção, pois a introdução precoce de outros alimentos e as mamadeiras turbinadas com açúcar, achocolatado, farinhas ou cereais podem facilmente levar ao excesso de peso ou à obesidade.

❷ O que pode acontecer na adolescência

Embora muitas das alterações que ocorrem nesse período sejam devidas aos hormônios, várias outras são decorrentes da nutrição. É nessa fase que os meninos ou as meninas ganham altura e também atingem boa parte do peso que terão na vida adulta. Apesar de haver aumento de massa muscular e crescimento dos ossos, há também um inquestionável aumento da gordura no corpo, principalmente nas meninas.

A inquietude que ocorre nessa fase leva à ansiedade, e muitos adolescentes começam a comer em demasia. Nem todos aumentarão de peso, mas aqueles que têm predisposição genética, até então adormecida, poderão ficar gordinhos pelos excessos alimentares. Comer mais nessa fase é normal e até necessário. Quem já viu adolescente comer pode ficar assustado, pois eles são capazes de devorar, em pouco tempo, dois pratos cheios de arroz com feijão, três bifes, além de terminar com meio pote de sorvete. Mas o adolescente gordo tem 80% de chances de se tornar um adulto gordo.

Controlar a quantidade de comida que um adolescente ingere pode ser muito difícil, sobretudo entre os meninos. Incentivá-los a praticar atividade física e melhorar a qualidade dos alimentos é a saída mais eficaz. Por exemplo, arroz com feijão é melhor do que macarrão com molho branco; sanduíche com peito de peru e mussarela é melhor do que cachorro-quente com maionese; três bifes acebolados são melhores do que três bifes à parmegiana, e assim por diante.

❸ O que pode acontecer na gravidez

Não acredite na afirmação de que, durante a gestação, a mulher precisa comer por dois. A gestante terá suas necessidades supridas se

3 - Turbulências da vida

acrescentar, na alimentação, 300 calorias todos os dias. Escolher essas 300 calorias de maneira saudável dependerá da sabedoria de cada grávida. Veja o seguinte:

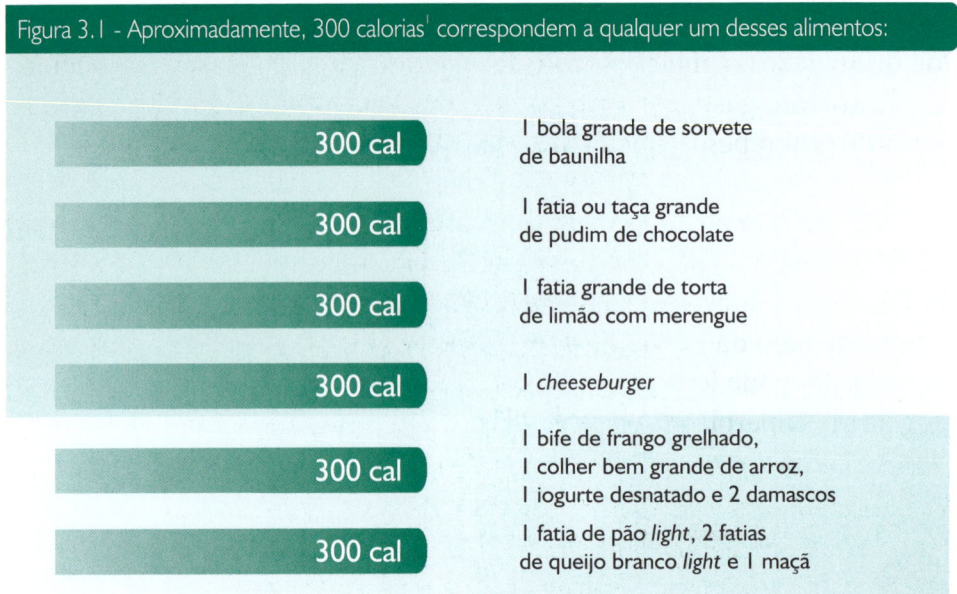

Figura 3.1 - Aproximadamente, 300 calorias[1] correspondem a qualquer um desses alimentos:

- 300 cal — 1 bola grande de sorvete de baunilha
- 300 cal — 1 fatia ou taça grande de pudim de chocolate
- 300 cal — 1 fatia grande de torta de limão com merengue
- 300 cal — 1 *cheeseburger*
- 300 cal — 1 bife de frango grelhado, 1 colher bem grande de arroz, 1 iogurte desnatado e 2 damascos
- 300 cal — 1 fatia de pão *light*, 2 fatias de queijo branco *light* e 1 maçã

O excesso de peso na gravidez aumenta os riscos do parto. Além disso, a grávida que engorda excessivamente, sobretudo após sucessivas gestações, também pode correr o risco de apresentar a chamada obesidade hiperplástica, um dos tipos de obesidade mais difíceis de tratar. A pessoa com obesidade hiperplástica pode ter seu peso aumentado em 100% do limite considerado ideal.

Nem sempre acontece dessa maneira, e posso adivinhar o que você está pensando:

— Mas eu conheço grávidas que engordaram muito além do recomendado e agora estão mais magras do que nunca!

---

[1] O valor calórico desses alimentos ou refeições pode variar de 269 a 355 calorias. Apenas para facilitar o entendimento, a unidade Kcal foi substituída pela terminologia "cal".

Claro que isso é possível. Provavelmente, essa nova mamãe não tinha predisposição para obesidade e, passada a gravidez, voltou a comer de maneira controlada ou a se exercitar. Não estou considerando aquelas mulheres que, após a gestação, submetem-se a regimes super-rigorosos e perigosos, mas sim às que incorporaram hábitos mais saudáveis. Por outro lado, o metabolismo dessas mulheres pode ser considerado geneticamente gastador e não poupador de calorias, o que faz com que elas reduzam o peso mais facilmente.

Há ainda mais um motivo para a gestante tomar cuidado durante a gravidez. O futuro peso do bebê parece já começar a ser definido dentro da barriga da mãe e não só durante o primeiro ano de vida dele. O excesso de peso da grávida, especialmente durante os últimos três meses de gestação, pode levar a um aumento do número de células gordurosas (obesidade hiperplástica) também no feto e, assim, a uma importante predisposição para a obesidade no decorrer da vida adulta do bebê.

❹ O que pode acontecer na velhice

Você certamente já ouviu dizer que é mais difícil emagrecer depois dos 30 anos. Realmente, muitas mudanças irão acontecer no seu corpo quando você envelhecer, incluindo alterações hormonais, perda óssea e muscular. Essas mudanças, juntamente com o sedentarismo, provocam uma queda do metabolismo, levando a uma redução no gasto de calorias a cada década de vida que passa.

Sendo assim, entre os 25 e os 55 anos, podemos ganhar cerca de 8 quilos ou mais de gordura no corpo sem que, para isso, haja a necessidade de fazermos grandes extravagâncias. Algumas calorias extras todos os dias podem fazer muita diferença ao longo dos anos. Um pouco a mais de queijo ralado na macarronada, um copo

3 - Turbulências da vida

de refrigerante ou uma sobremesa são calorias extras suficientes para aumentar de peso, no decorrer do tempo.

Quem não quer ficar um senhor ou uma senhora gordinhos deve ajustar a alimentação, diminuindo o total de carboidratos e gorduras, mas tomando cuidado para manter a quantidade de proteínas, minerais e vitaminas.

Fazer atividade física passa a ser primordial para garantir a manutenção da massa óssea e muscular, uma vez que muitos dos sintomas de fraqueza que surgem com a idade são, na verdade, flacidez da musculatura que sustenta o corpo e que pode ser surpreendentemente melhorada com exercícios físicos adequados. O neto, apesar de comer mais, é mais ágil e tem mais massa muscular que o avô. Por isso, muitas vezes, o avô carrega uma barriga e o neto, não.

❺ *O que pode acontecer quando você reduz a atividade física*

Um estilo de vida sedentário pode promover a obesidade em pessoas geneticamente predispostas. É comum vermos gente que sempre praticou atividade física regularmente e manteve o peso controlado começar a engordar quando passa por situações desfavoráveis à prática de atividade física. Viagens constantes, algum tipo de acidente, doença, mudança de trabalho ou sobrecarga nos estudos, qualquer que seja o motivo, o metabolismo fica mais lento com a redução da atividade física, e assim também a capacidade de gastar calorias.

Se você não tem predisposição genética para a obesidade, provavelmente esse novo estilo de vida poderá representar um aumento de 2 a 4 quilos na balança. Se, porém, sua tendência à obesidade estava sob controle devido à prática de atividade física, uma redução acentuada no seu gasto calórico pode representar muitos quilos a mais na balança.

Para quem possui tendência genética para a obesidade, reduzir a queima de calorias pode representar um aumento assustador no peso.

Isso sem levar em conta a alimentação, já que muitas pessoas se sentem desmotivadas a controlá-la quando não praticam atividade física.

❻ O que pode acontecer quando você pára de fumar

Você pode ganhar pelo menos 5 quilos quando pára de fumar, embora a maioria das pessoas volte ao peso anterior, após um ano. Esse aumento de peso parece ser devido a um maior consumo de calorias que acontece nos primeiros 6 meses sem o cigarro. Além disso, é provável que a nicotina acelere o metabolismo de alguma maneira, e a suspensão do cigarro faria com que ele ficasse mais lento.

Se você ainda pretende continuar fumando só para não engordar, saiba que os fumantes também aumentam de peso com o passar dos anos, além de sofrerem todos os prejuízos que o fumo causa.

Você corre riscos de aumentar o peso?

VIDA REAL

A carioca Marina, uma engenheira de 35 anos, nunca teve problemas de peso até se mudar para São Paulo, há 10 meses. No Rio, ela praticava corridas vespertinas à beira-mar e vôlei de praia, esporte que adora.

Morando longe da praia e com uma carga de trabalho maior, que a obriga a enfrentar um trânsito mais intenso, Marina passou a freqüentar muito pouco a academia de ginástica. Mas ela estava feliz com a mudança. Tinha um salário melhor, novos amigos e restaurantes fantásticos para freqüentar. Com tantos restaurantes e tão pouca atividade física, começou a engordar. A princípio, não se importou muito, achando que seriam apenas alguns poucos quilos.

"Minha amiga Selma, também carioca, aumentou somente 3 quilos desde que veio morar em São Paulo, há 1 ano", repetia ela.

3 - Turbulências da vida

> Mas o peso de Marina não parou só nos 3 quilos a mais, chegando a 10 quilos extras. Muito assustada, ela se matriculou em uma academia perto do seu trabalho, podendo, assim, fazer exercícios físicos quase todos os dias, na hora do almoço, e começou a ser mais criteriosa com os pratos que escolhia e os restaurantes que gostava de freqüentar, sem contudo recusar os convites.
>
> Mais feliz e mais magra, ela continua saindo com os amigos e desfrutando de pratos saborosos, porém, menos calóricos.

Responda sim ou não a cada uma das perguntas abaixo:

- Você foi uma criança ou adolescente com excesso de peso?
- Algum dos seus pais tem excesso de peso?
- Você gosta de ficar mais sentado do que se movimentando?
- Você aumentou mais de 15 quilos na gravidez?
- Você ainda mantém hábitos alimentares inadequados, mesmo com o passar dos anos?

Um único "sim" a qualquer uma dessas questões indica que você corre riscos de aumentar de peso.

NA PRÁTICA, O QUE MAIS IMPORTA

- Só o excesso alimentar não pode determinar seu excesso de peso.
- Ter tendência hereditária para obesidade não implica, irremediavelmente, excesso de peso.
- Mudar o estilo de vida e de alimentação é a saída mais inteligente para superar a predisposição à obesidade.

> *"Certos bolos e cremes, antes de serem degustados pela boca ávida, o são pelo nariz e pelos olhos, e se no-lo permitissem, o seriam pelas mãos, que amariam verificar a maciez, a doçura e a delicadeza da pasta."*
> Carlos Drummond de Andrade

CAPÍTULO 4

COMO OS ALIMENTOS INTERFEREM NAS EMOÇÕES

VIDA REAL

Quem observa Simone, uma analista de sistemas de 34 anos, nota que, todo mês, durante dez dias, ela sai do prédio onde trabalha, no final da tarde, e vai até a loja de doces que fica logo ao lado. Come um pedaço de bolo de milho, toma um café acompanhado de um pequeno chocolate e volta para o trabalho. Nesse mesmo período do mês, após o almoço, Simone não dispensa a sobremesa e toma alguns cafezinhos a mais no decorrer do dia. Quase ao final desses 10 dias, Simone sobe na balança, que não perdoa, e mostra 1 quilo a mais. Para quem já havia emagrecido 3 quilos, restou um saldo de 2 quilos perdidos. Mas o casamento da prima, da qual Simone vai ser madrinha, está chegando, e se ela continuar nesse ritmo, corre o risco de não caber dentro do vestido.

4 - Como os alimentos interferem nas emoções

A história de Simone ilustra bem de que modo a deficiência de serotonina pode afetar os hábitos alimentares de algumas mulheres no período pré-menstrual. Serotonina é um neurotransmissor, uma daquelas substâncias químicas responsáveis pela comunicação entre as células cerebrais e as outras células nervosas do corpo.

Há quem diga que acordar com disposição depois de uma boa noite de sono é uma dádiva dos deuses. Posso dizer que é reflexo de uma boa alimentação e de um estilo de vida saudável, que interferem diretamente nos níveis de serotonina no cérebro. Quando eles estão dentro do normal, você tem a sensação de bem-estar e até de contentamento.

Por outro lado, quando os níveis de serotonina mudam rapidamente, seja para cima ou para baixo, você pode experimentar ansiedade, irritabilidade, dificuldade de concentração e insônia. Níveis muito baixos podem levar à depressão. Essa variação é muito mais freqüente nas mulheres do que nos homens. Nelas, a produção de serotonina tende a diminuir no período pré-menstrual, o que explica a irritabilidade, a ansiedade e até mesmo a insuportável vontade de comer doces que algumas têm antes do período menstrual. Isso porque, comendo doces, que são carboidratos, há um aumento súbito nos níveis de serotonina no cérebro, promovendo a sensação de bem-estar.

Como esse aumento é temporário, a instabilidade emocional volta rapidamente e acaba promovendo um círculo vicioso.

É importante distinguir aquela vontade insuportável de comer algo da real sensação de fome. Qual a diferença? Quando você tem fome, qualquer tipo de comida irá satisfazer, enquanto aquele desejo de comer um determinado tipo de alimento é algo muito forte, que chega a fazer você sair de casa só para comprar o que deseja.

Quando essa vontade for insuportável, tenho duas dicas:

- **Compre porções pequenas do que deseja, mas não faça estoques em casa**. Isso irá resolver seu desejo, sem comprometer seu peso.
- **Não fique comendo várias outras coisas na esperança de enganar sua vontade**. Isso provavelmente fará você comer mais e ingerir mais calorias do que se houvesse atendido seus desejos, de maneira sutil.

Estresse pode alterar a quantidade de serotonina

O estresse emocional, que surge em decorrência daquelas situações inesperadas, pode levar à queda dos níveis de serotonina, desencadeando depressão e exagero no consumo de certos alimentos ou substâncias a fim de proporcionar sensação de bem-estar.

Apesar de não ser fácil, é nos momentos de maior estresse que você precisa ter mais atenção com a alimentação. Com a diminuição de serotonina, você pode cair no círculo vicioso de ingerir, cada vez mais, alimentos capazes de promover satisfação imediata, como é o caso dos carboidratos refinados, do chocolate, da cafeína ou do álcool, mas também de aumentar de peso.

Por outro lado, há pessoas que se dizem confortáveis em situação de estresse ou que alegam só trabalhar sob pressão. Na verdade, o que podem estar buscando são os benefícios dos hormônios liberados nessas situações, entre eles, adrenalina, cortisol e insulina, todos capazes de aumentar a serotonina e promover a sensação de rapidez, produtividade e clareza.

Estranhamente, algumas pessoas relatam sensação de bem-estar mesmo quando ficam boa parte do dia sem se alimentar. Algumas dizem

4 - Como os alimentos interferem nas emoções

até que são mais produtivas em jejum do que quando se alimentam de maneira fracionada durante o dia.

– Eu não tomo café da manhã, passo muito bem o resto dia com alguns cafezinhos e só como à noite.

Aparentemente estranho, esse tipo de comportamento tem uma explicação. O jejum prolongado, que para o organismo significa uma ameaça à sobrevivência, é uma situação de extremo estresse. Diante disso, ele passa a lançar mão dos mesmos artifícios já descritos para aumentar a serotonina: libera hormônios, como adrenalina, cortisol e insulina. Assim, faz você exagerar na cafeína, no açúcar ou na quantidade de cigarros. Passando "muito bem" durante o dia, você chega à noite ou no final da tarde literalmente "morrendo de fome". Pelo excesso de fome e pelo cansaço, acaba devorando grandes quantidades de comida ou, então, de alimentos de má qualidade. Comer de maneira inadequada à noite é um dos principais motivos que levam tanta gente a engordar.

O QUE FAZ A DIFERENÇA

Sair desse círculo vicioso, reequilibrar o organismo e a quantidade de serotonina requer, além de menos estresse e sono adequado, uma alimentação que equilibre nutrientes como: proteínas, boas gorduras (aquelas não-saturadas), carboidratos complexos, vitaminas do complexo B, e minerais, como o cálcio. Alguns alimentos aliviam a "vontade de comer doces" sem comprometer o peso. Para alguns casos, existem medicamentos capazes de atuar na deficiência de serotonina.

*"Dê o melhor ao seu corpo,
que ele lhe dará o melhor dele."*
Steve Ilg

CAPÍTULO 5

AARGH!!
DETESTO FAZER EXERCÍCIOS

Muito se fala da importância da prática de exercícios para o emagrecimento. Apesar de bastante variável, você pode considerar como atividade física todo tipo de movimentação que faz ao longo do dia, incluindo, é claro, os exercícios programados, como natação, ginástica na academia, tênis ou futebol. Sempre que o corpo se movimenta, ocorre gasto de calorias, que pode continuar por até 2 horas após a interrupção do movimento físico.

– Quer dizer que, mesmo depois do exercício, meu corpo continua gastando calorias?

Sim, mas a intensidade e a duração desse gasto vão depender da magnitude do exercício realizado. Quanto mais intenso e prolongado for, maior será o gasto calórico.

– Isso significa que, se eu fizer muita atividade física, vou gastar ainda mais calorias depois do exercício?

5 - Aargh!! Detesto fazer exercícios

Sim. Entretanto, pessoas sedentárias e acima do peso devem começar com exercícios de baixa ou moderada intensidade. Caso contrário, correm o risco de sofrer torção, luxação ou distensão muscular, fazendo com que tenham de interromper totalmente as atividades físicas e jogar para o espaço o projeto de emagrecer.

Continuar gastando calorias mesmo depois do término da atividade física pode ser considerado um prêmio para os perseverantes que seguem dia após dia investindo no seu preparo físico.

Acumular gordura no corpo é o que o ser humano faz desde a Pré-história, quando não tinha alimento disponível a todo momento, e o organismo fazia reservas para os períodos de escassez. Naquela época, porém, conseguir comida significava ter de lutar fisicamente por ela, e a obesidade era rara. Hoje é bem diferente.

Pouca atividade física parece ser a principal razão para o aumento da obesidade nos últimos 30 anos, segundo estudos[1] relativamente recentes, realizados na Inglaterra e em todo o Reino Unido. Outro estudo realizado com cinco mil pessoas, na Finlândia[2], demonstrou que aquelas que pararam com a atividade física apresentaram um significativo aumento de peso, após 10 anos.

VIDA REAL

Soraia e Rosana são amigas e trabalham juntas. Quase todos os dias, elas passam pela farmácia da esquina para se pesarem na balança que fica bem na entrada do estabelecimento.

Apesar de as duas terem a mesma idade e o mesmo peso, Soraia costuma comer tudo de que gosta sem que isso represente variação no seu peso, o que faz Rosana ficar inconformada, pois, para ela, um

---

1 Prentice A.M., Jebb S.A.. Obesity in Britain: Glottony or Sloth? *Br Med J* 311:437-9, 1995.
2 Rissanen A., Herliovaara M., Knekt P. et al. *Eur J Clin Nutr* 45:419-30, 1991.

simples exagero no final de semana fica imediatamente acumulado em seus quadris.

Rosana acredita que a amiga tem sorte de ser assim, mas o que ela não sabe é que, apesar de terem o mesmo peso, o percentual de massa magra muscular da amiga é muito superior ao seu.

Compare o que acontece com cada uma das amigas:

Rosana	Soraia
60 kg 40% de gordura corporal 36 kg de massa magra corporal 1.000 cal/dia de taxa metabólica em repouso	60 kg 20% de gordura corporal 48 kg de massa magra corporal 1.500 cal/dia de taxa metabólica em repouso

Observação: massa magra é representada, principalmente, pela musculatura.

O gasto total de energia do nosso organismo depende de três fatores:

❶ Taxa metabólica em repouso

Corresponde a algo entre 50 e 70% do nosso gasto calórico diário e representa a energia que o organismo consome para manter-se vivo. Ocorre mesmo quando não estamos fazendo exercício. Está diretamente relacionada à quantidade de massa muscular do corpo.

❷ Efeito térmico da alimentação

Representa o gasto energético necessário para a digestão e metabolização do alimento ingerido, isto é, o trabalho que o organismo tem para digerir os alimentos. Embora corresponda a 15% do nosso gasto energético diário, depende do tamanho, da composição e do horário

5 - Aargh!! Detesto fazer exercícios

da refeição. Os alimentos gordurosos são os de menor efeito térmico, enquanto as proteínas são as de maior efeito térmico.

❸ Atividade física

Corresponde a um gasto calórico diário de 20 a 30% em pessoas adultas sedentárias.

Massa muscular ajuda a queimar calorias

Embora varie de acordo com idade, sexo, níveis hormonais e genética, é a quantidade de massa muscular o principal fator que influencia de maneira positiva a taxa metabólica. Isto é, quanto mais massa muscular tem o nosso organismo, mais ele "queima" calorias. Muito bom para quem tem ou ganha músculos, mas péssimo para quem os perde. Para cada grama de massa muscular que você perde, seja devido à falta de nutrientes decorrente de uma dieta inadequada ou pela falta de atividade física, o seu organismo irá queimar cada vez menos calorias diariamente.

VIDA REAL

Voltando às amigas que trabalham juntas, Rosana resolveu mudar de vida e, para isso, decidiu emagrecer. Fez uma lista de todos os alimentos que julgava serem calóricos e eliminou-os de uma vez. Resultado: sobraram 900 calorias para ela comer todos os dias. Experiente em dietas para emagrecer, Rosana diz que gosta de ver resultados rápidos, caso contrário, fica desanimada. Por isso, decidiu dividir as 900 calorias em apenas duas ou três refeições durante o dia, ficando, assim, muitas horas sem se alimentar.

O organismo dela, assustado com essas mudanças drásticas e repentinas e não sabendo que elas eram intencionais, pensou estar em meio a uma guerra na qual a escassez de alimentos por tempo prolongado poderia significar a morte.

Passados alguns dias sem enxergar qualquer mudança na situação, o organismo da Rosana colocou em prática o seu mais forte mecanismo de defesa para garantir a manutenção da vida: a redução na taxa de metabolismo em repouso e, assim, Rosana passou a ter um gasto calórico menor.

Como acontece com quase todas as pessoas que se submetem a dietas rigorosas, após dois ou três meses, Rosana desistiu de se alimentar tão pouco e voltou a comer como antes.

Mas o que ela não sabe é que, provavelmente, agora a sua taxa metabólica é menor, e o seu organismo terá dificuldades para gastar a mesma quantidade de calorias que antes. Ou melhor, o organismo da Rosana irá acumular gordura muito mais facilmente e, por isso, ela terá cada vez mais facilidade para engordar e mais dificuldade para emagrecer.

UM SEGREDO

Se você é uma pessoa sedentária, o risco de se tornar obeso é quase 3,5 vezes maior do que o dos que se exercitam.

A importância da atividade física no emagrecimento é tanta que a *American Dietetic Association* alerta para o fato de que o tratamento para emagrecer somente com restrição alimentar pode não levar aos melhores resultados.

As pessoas que conseguem reduzir o peso apenas restringindo os alimentos têm de manter o rigor no controle alimentar pelo resto da vida,

5 - Aargh!! Detesto fazer exercícios

caso contrário, correm o risco de engordar novamente. Isso porque, quando você reduz drasticamente a alimentação, o seu organismo dá sinais de alerta, diminuindo o gasto de calorias (metabolismo). Se não há comida, não se deve gastar energia. Foi isso o que aconteceu com a Rosana.

É considerável a diferença entre emagrecer com redução alimentar associada a exercício físico e emagrecer só com redução alimentar. Veja a Figura 5.1[3].

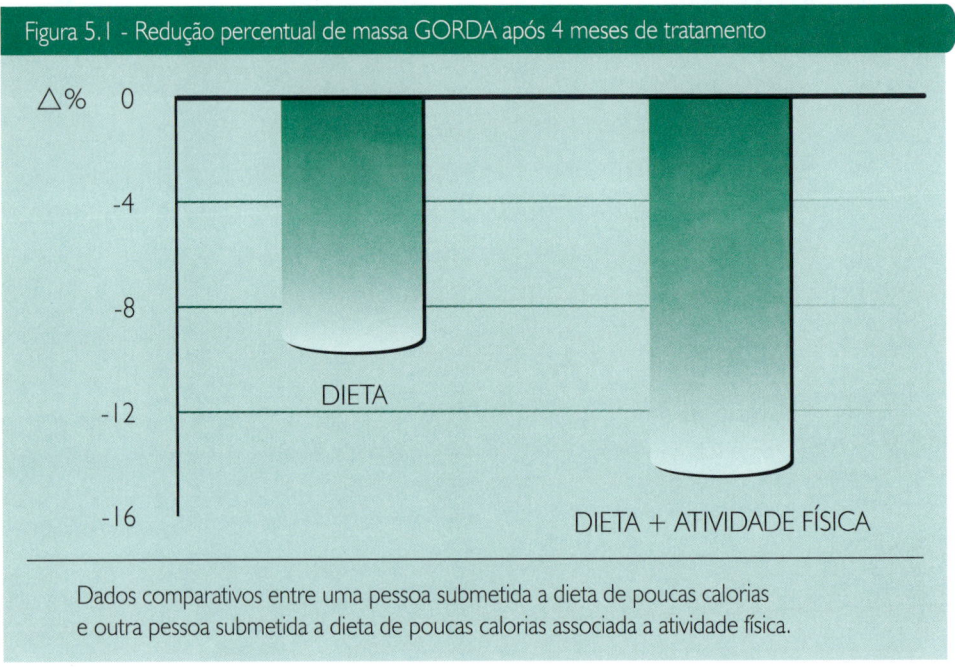

Figura 5.1 - Redução percentual de massa GORDA após 4 meses de tratamento

Dados comparativos entre uma pessoa submetida a dieta de poucas calorias e outra pessoa submetida a dieta de poucas calorias associada a atividade física.

Além da redução no gasto calórico desencadeada pela restrição alimentar, dietas severas e jejuns, apesar de ocasionarem uma redução de peso rápida, também levam à perda de musculatura como mostra a Figura 5.2[4].

---

3 *Manual de Obesidade para o Clínico*. Alfredo Halpern e Marcio Mancini. Editora Roca, 2002.
4 *Manual de Obesidade para o Clínico*. Alfredo Halpern e Marcio Mancini. Editora Roca, 2002.

A perda de tecido muscular provoca sensação de fraqueza e dificulta a manutenção da perda de peso. Sendo a musculatura do corpo a principal responsável pela nossa taxa metabólica em repouso, quanto mais músculos, mais fácil será emagrecer e manter o peso.

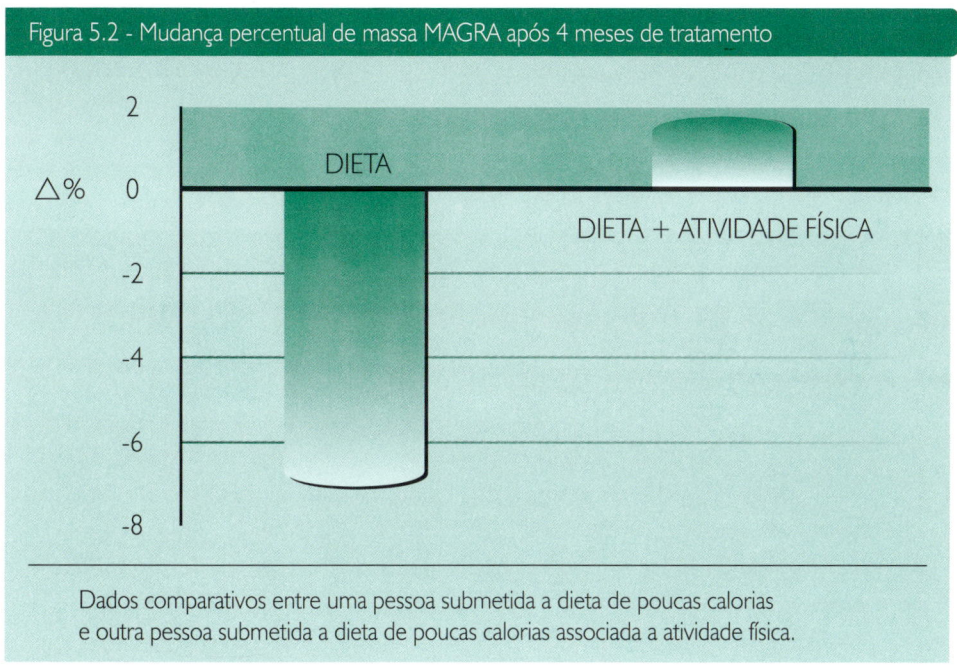

Figura 5.2 - Mudança percentual de massa MAGRA após 4 meses de tratamento

Dados comparativos entre uma pessoa submetida a dieta de poucas calorias e outra pessoa submetida a dieta de poucas calorias associada a atividade física.

E-MAIL

Fernanda, Porto Alegre, 37 anos

"Por que, a cada nova dieta que inicio, fica mais difícil emagrecer?"

Fernanda, isso está acontecendo porque sua taxa metabólica em repouso deve estar cada vez mais lenta em função das dietas drásticas que você já fez. Com isso, você deve ter perdido não só gordura, mas também musculatura. Para piorar, se você não praticar atividade física e aumentar novamente de peso, irá adquirir mais gordura, e a sua massa muscular continuará reduzida.

Como as células gordurosas são metabolicamente menos ativas, quanto maior o percentual de gordura do seu corpo, mais lentos tendem a ser seu metabolismo e sua capacidade de queimar calorias.

Quer evitar que isso continue acontecendo? Coma equilibradamente, em refeições parceladas, e movimente-se.

Roberto, Ribeirão Preto, 28 anos

"Não sei por que engordo. Eu só como duas vezes ao dia..."

Roberto, é por isso mesmo que você está engordando. Em primeiro lugar, quem fica muitas horas sem se alimentar, quando vai comer, está com muita fome e não irá se satisfazer só com verduras, legumes, algumas batatas cozidas ou um pouco de arroz com feijão. Provavelmente, você fará duas grandes refeições. Em segundo lugar, ficar muito tempo sem comer torna o metabolismo lento.

O processo de digestão consome calorias e o gasto calórico aumenta após qualquer refeição. Embora esse valor dependa da quantidade e do tipo de alimento ingerido, normalmente, ele atinge o máximo uma hora após a refeição e volta ao normal quatro horas depois. Daí a importância de você não ficar muitas horas sem comer, procurando fazer refeições parceladas durante o dia.

Mas nem por isso pense em comer o dia todo.

– Mas eu emagreço sem exercício físico!

É provável que isso ocorra. Só que irá acontecer com você o mesmo que já acontece como a nossa amiga Fernanda, de Porto Alegre, que tem cada vez mais dificuldades para emagrecer.

Quanto mais intensa for a perda de peso, sem a prática de exercício físico, maior é a perda muscular. Imagine que você tem 90 quilos e resolve reduzir a alimentação, sem praticar exercício, para conseguir emagrecer, rapidamente, 20 quilos. Considerando que você foi bem-sucedido e conseguiu perder todos os quilos desejados, saiba que, possivelmente, 5 a 6 quilos desses 20 quilos equivalem a músculos perdidos. Esteja convencido de que, se você não se exercitar, nunca mais irá recuperá-los.

Por outro lado, quando você associa exercícios aeróbicos, como andar, nadar, correr e pedalar, aumenta diretamente a queima dos depósitos de gordura e faz com que a perda de musculatura não seja tão intensa.

Quando acrescenta também exercícios de força muscular, como musculação, até ganha massa muscular em lugar de perdê-la, aumentando diretamente a sua taxa metabólica.

No final, para reduzir de maneira eficaz a gordura acumulada, obviamente, o ideal é a combinação, na medida certa, desses dois tipos de exercícios. Outro benefício dos exercícios físicos é ajudar na redistribuição da gordura corporal.

– Já sei, o exercício reduz a gordura localizada! - você pode estar pensando.

Sim, é verdade. Mais importante do que isso, entretanto, é a eliminação, pela atividade física, da chamada gordura visceral, que nada mais é do que aquela gordura localizada na parte interna do abdome. É a famosa "barriga". Isso é extremamente importante, pois sabe-se que ela está diretamente relacionada ao risco de doença cardiovascular, como infarto e derrame[5].

Outro efeito extremamente benéfico do exercício físico é a queda dos níveis sangüíneos dos triglicérides e o aumento dos níveis do HDL-colesterol, o chamado colesterol bom. Tudo isso representa uma diminuição dos riscos das doenças cardíacas e vasculares.

---

5 Buemann, B.; Tremblay, A. Effects of training on abdominal obesity and related metabolic complications. *Sports Med.*, 21:191-212, 1996.

5 - Aargh!! Detesto fazer exercícios

– Tenho tanta preguiça...

No caso da obesidade, existe uma dúvida: será o excesso de peso que leva à inatividade física ou é a inatividade física que leva ao excesso de peso?

Independentemente do fato de a obesidade ser causa ou efeito da inatividade física, é compreensível que uma pessoa com peso em excesso tenha dificuldades para se movimentar. Carregar vários quilos a mais é cansativo e desanimador. Provoca dores, falta de ar e fadiga.

Mas o gordinho tem uma vantagem da qual deveria saber tirar proveito. É o fato de queimar mais calorias que o magro executando a mesma atividade física. Isso acontece porque o gordo precisa de mais energia para colocar o seu corpo em movimento.

Confira isso na Figura 5.3, avaliando o gasto calórico por minuto (cal/min) de algumas atividades físicas para pessoas de diferentes pesos.

Figura 5.3 - Gasto de energia (cal/min) durante várias atividades para pessoas de diferentes pesos[6]

ATIVIDADE FÍSICA	PESO CORPORAL			
	50 Kg	71 Kg	86 kg	98 kg
Pedalar devagar	3,3	4,5	5,5	6,3
Dança de salão	2,6	3,6	4,4	5,0
Futebol	6,6	9,4	11,4	12,9
Ginástica	3,3	4,7	5,7	6,5
Caminhada / passeio	4,0	5,7	6,9	7,8
Natação / ritmo lento	6,4	9,1	11,0	12,5

6 *Introduction to nutrition, exercise and health.* Frank I. Katch and William D. McArdle, 4ª ed.

Note que as pessoas com mais peso gastam mais calorias por minuto do que aquelas com menos peso corporal. É por isso que o gordo inativo costuma emagrecer rápido quando começa a se exercitar.

Se a tabela acima não foi suficiente para sensibilizá-lo, e você ainda se sente desmotivado e desanimado quando pensa em fazer ou começar alguma atividade física, lembre-se de que, além da queima de calorias, os exercícios físicos, quando praticados regularmente, trazem sensações agradáveis e prazerosas, capazes de preencher muitos dos vazios emocionais que costumam ser resolvidos com a comida.

O exercício físico irá ajudá-lo não somente a fortalecer o coração e os pulmões, a manter um peso corporal adequado, mas também lhe ensinará a ter paciência, ritmo e perseverança.

E, então, vamos começar a mexer o corpo?

Se você está disposto a começar, nunca esqueça que todos os benefícios dos exercícios físicos só serão alcançados com mudanças progressivas e não com reviravoltas repentinas. Para isso, comece devagar, sem esforço demasiado, e lembre-se de que todas as pessoas que um dia foram sedentárias e deixaram de ser também começaram assim, independentemente do fato de já terem sido obesas ou não. Não se sinta intimidado pensando que já deve começar com o desempenho parecido com o de um atleta. Isso só causará dores musculares, distensões, torções e muita frustração.

O QUE FAZ A DIFERENÇA

Embora qualquer movimento ou atividade física do corpo ajude no gasto de energia e na prevenção da obesidade, é o exercício físico regular e programado que é capaz de aumentar o seu metabolismo e contribuir substancialmente para a redução do seu peso.

5 - Aargh!! Detesto fazer exercícios

*"Nada tem força sobre o seu programa de atividade física
a não ser que você dê essa força. Olhe as desculpas de frente."*
Steve Ilg

– Por quanto tempo vou ter de fazer exercícios físicos?

Encontro pessoas que freqüentemente têm essa dúvida.

Exercitar-se faz parte das necessidades básicas do seu corpo desde o nascimento, assim como comer e dormir. Por isso, a resposta para essa pergunta é: *a atividade física deve ser praticada a vida inteira.*

Sendo assim, procure motivar-se sempre. Matricular-se em uma academia de ginástica ou praticar atividades em grupo pode ser muito mais estimulante do que fazer exercícios em casa ou sozinho.

– Mas qual é o melhor exercício?

Como nós já vimos, correr, nadar, andar de bicicleta ou caminhar são uma excelente ajuda para controlar o peso e, se associados a atividades musculares, melhor ainda.

Primeiros Passos

O Colégio Americano de Medicina Esportiva sugere os primeiros passos para quem quer começar a praticar atividade física e está sempre adiando. Além dessas recomendações, existem algumas estratégias que ajudarão você a não desistir, mais uma vez. Vamos ver algumas dessas dicas:

❶ Comece com o mais simples

A regra mais elementar é você movimentar-se o máximo possível e permanecer o mínimo parado. Isso fará muita diferença no longo prazo. Portanto, assista a menos TV, permaneça menos sentado, jogue menos videogame ou fique menos em frente ao computador. Por outro lado, faça caminhadas extras, use escadas, procure percursos mais longos ou estacione o carro longe. Essas atividades não são caras nem dolorosas e não requerem nenhuma habilidade especial.

❷ Busque metas alcançáveis

É melhor realizar pequenas caminhadas de 30 minutos de maneira freqüente e sistemática do que se aventurar em algum tipo de exercício mais intenso e desistir logo.

❸ Seja flexível

Se você quer praticar alguma atividade ao ar livre, tenha uma segunda opção para os dias chuvosos ou frios.

❹ Seja realista

Se você é um principiante, não se comprometa com grandes esforços. A proposta de praticar exercícios todos os dias poderá facilmente se transformar em uma meta impossível. Experimente começar com três ou quatro vezes por semana, será mais fácil manter essa freqüência.

❺ Amplie gradualmente suas metas

A sua boa forma será alcançada com o tempo e aos poucos. A melhora do seu desempenho e a harmonia do seu corpo serão as principais motivações para você continuar. Em geral, leva-se de 6 a 8 semanas para alcançar um nível de condicionamento físico capaz de ajudar no emagrecimento.

5 - Aargh!! Detesto fazer exercícios

❻ Busque uma atividade que não lhe fale somente ao físico, mas também ao coração

Ande com seu cachorro, caminhe rápido, dance, vá a pé ao supermercado, faça natação ou pedale. Procure encontrar o que proporciona prazer, só assim você não desistirá.

Uma vez seguidas essas recomendações, o tempo total de uma sessão de exercício físico deve ser de 60 minutos, podendo aumentar para 90 minutos. Divida a sessão em um período de aquecimento, de cerca de 10 minutos, seguido de 30 a 40 minutos de exercício aeróbico, mais 15 a 20 minutos de exercício de resistência muscular e um período final de relaxamento, com alongamento de todo o corpo.

No início, a freqüência deve ser de 3 a 4 vezes por semana e, aos poucos, o tempo gasto com as atividades aeróbicas pode ser aumentado com a finalidade de incrementar o gasto energético. Fique atento à intensidade do exercício, ela vai depender do seu condicionamento e determiná-lo. O importante é não se cansar. Se isso estiver acontecendo, saiba que você deve estar muito acelerado, portanto, diminua o passo[7].

Seja perseverante, pois qualquer atividade física, se praticada sem continuidade, servirá apenas como lazer ou distração e pouco benefício trará para seu corpo. Ao contrário, poderá trazer até desconforto.

VIDA REAL

Durante seus 35 anos de vida, Ana nunca teve muito interesse em praticar atividade física, apesar de já ter feito algumas tentativas por saber dos benefícios dos exercícios para a saúde. Mas sempre que começava, surgia "alguma coisa além da sua vontade" que a impedia

---

7 *Manual de Obesidade para o Clínico*. Alfredo Halpern e Marcio Mancini. Roca, 2002.

de dar continuidade à proposta de exercitar-se. Uma hora era um filho que adoecia, outra, a sobrecarga de trabalho, e assim por diante.

Uma manhã, sentindo-se cansada e desanimada, Ana parou na janela de sua casa e viu um grupo de pessoas, com idade próxima dos 40 anos, indo a caminho do parque. Praticantes de caminhadas e de pequenas maratonas, eles esbanjavam uma vitalidade difícil de acreditar. É bem provável que esse grupo passasse por ali diariamente, mas naquele dia o destino decidiu que Ana deveria estar observando-o. Ela ficou realmente impressionada com a alegria, a postura ereta e o ar de confiança que aquelas pessoas possuíam. Na manhã seguinte, lá estava ela, recomeçando as caminhadas com o grupo.

À medida que as semanas passavam, Ana se envolvia cada vez mais com o prazer de cuidar do corpo e também da alimentação. O seu progresso era visível, e, sem dramáticos sacrifícios, começou a emagrecer. Com mais energia e vitalidade, Ana passou a sentir-se forte e confiante, embora os contratempos do dia-a-dia continuassem ocorrendo. Mas ela conseguia contorná-los e sentia-se muito bem.

A atividade física transformou a alimentação, a saúde, o corpo, a mente e, o mais importante, a atitude de Ana em relação à vida. Ela aprendeu a conduzir a própria vida. O que aconteceu com Ana pode acontecer com você.

A idade pesa!

Imagine um almoço de domingo. O que os adultos devem estar fazendo? Posso até vê-los sentados ao redor da mesa comendo, bebendo e, provavelmente, comentando o quanto exageram na comida naquele almoço. E as crianças? Correndo, claro, brincando ou pulando.

À medida que envelhecemos, muitos de nós nos tornamos menos ativos, com isso, a massa muscular vai ficando deteriorada, e passamos a gastar menos calorias. O segredo é estar sempre em movimento, caso contrário, a massa muscular pode diminuir de 2 a 3% a cada década de vida.

"Você tem fome de quê?"
Titãs

CAPÍTULO 6

ALIMENTE O CORAÇÃO E EMAGREÇA O CORPO

VIDA REAL

Selma está com quase 25 quilos acima do peso considerado ideal para ela. Apesar de sofrer, se angustiar com o excesso de peso e detestar ser chamada de gorda, Selma não pára de comer. Cria receitas, festas, lanchinhos e reuniões, nos quais comida é a única coisa que não pode faltar.

Ela já tentou várias dietas, dicas, medicamentos, hipnose, acupuntura etc. Certa vez, fez um regime tão drástico que emagreceu rápido 12 kg, passou mal, teve de ser hospitalizada e acabou engordando 18 kg. Emagrecia 10 kg e voltava a engordar 15 kg; reduzia mais 8 kg e depois ganhava 13 kg, e assim foram anos e anos sob o efeito ioiô. Chegou a pensar em fazer a tal cirurgia para diminuir o tamanho do estômago com a ilusão de que poderia comer de tudo sem engordar. Ao saber que não era bem assim, que teria de controlar a alimentação mesmo após a cirurgia, desistiu.

Selma relata que, quando reduz ou modifica sua alimentação, tem muito medo de sentir-se nervosa, fraca ou incapaz pelo simples fato de estar diminuindo a quantidade de comida. Certamente, a comida influencia nossa saúde e também nosso equilíbrio emocional, e para que a mente e o corpo sejam saudáveis, é preciso receber os nutrientes adequados em vez de se empanturrar de comida, como Selma descobriu mais tarde.

– O que fazer para que, apesar das tempestades, relâmpagos e trovões, eu consiga cruzar a linha de chegada vitorioso?

A minha sugestão é: crie regras claras e estabeleça fortes motivações para que o prazer imediato da comida não o vença e o impeça de ver adiante a gratificação maior que é "ser magro".

Comer demais pode estar associado aos nossos sentimentos e emoções. Tentar neutralizar emoções negativas, como raiva, temor, ansiedade, solidão ou depressão, comendo excessivamente é uma válvula de escape que acaba gerando ainda mais sentimentos negativos, como baixa auto-estima, fracasso e rejeição.

Costumo ouvir algumas pessoas falarem:

– Eu tenho muita fome! Acabo de almoçar ou jantar e logo depois tenho fome novamente.

É difícil acreditar que alguém, depois de ter acabado de fazer uma refeição adequada, ainda tenha fome. Quem sente necessidade de comer demais, na verdade, pode estar precisando de algo além de comida. Quanto mais come, mais fome tem.

6 - Alimente o coração e emagreça o corpo

VIDA REAL

Quando Cecília era adolescente e sentia-se triste ou contrariada, sua mãe, para tentar consolá-la ou facilitar o diálogo sobre os conflitos da filha, oferecia-lhe um pedaço de bolo, sorvete ou torta e dizia:
– Coma, filha, você irá se sentir melhor.
A mãe de Cecília acreditava que ficaria mais fácil conversar sobre coisas difíceis se elas partilhassem algo bem mais agradável. Agora é Cecília que, quando frustrada, chateada ou ansiosa, come para se sentir confortada.

Autogratificar-se, compensando com comida sentimentos de dor, contrariedade, medo e ansiedade, faz parte do comportamento de muitos gordinhos.

Busque coisas que alegrem seu coração, além da comida. Um passeio, um livro, um telefonema para um amigo, novos apetrechos para o seu hobby preferido, simplesmente ficar à toa ou, por que não, uma refeição saudável. É assim que pensam os mais magros.

VIDAS REAIS

Marcos, um corretor de imóveis, sempre que começa uma nova dieta para emagrecer, costuma guardar, na última prateleira do armário da cozinha, uma lata de leite condensado para alguma "emergência". Temendo algum dia "passar" por uma necessidade incontrolável de comer algo, guardando a "salvação" em casa.

Priscilla, uma menina de 12 anos, gordinha desde a infância, está seguindo uma dieta alimentar para emagrecer. Em princípio, está tudo bem, uma vez que ela gosta de várias verduras, legumes e frutas. Mas, para garantir que não sentirá fome, leva todos os dias para a escola um pacote de bolachas recheadas, que vai e volta do mesmo jeito, ou seja, intocado. Dessa maneira, Priscilla sente-se mais "segura".

Programe-se para a vitória

Se você também costuma agir como o Marcos ou a Priscilla, não faça mais isso. Não se programe para o fracasso. Mude suas expectativas e crie sempre novas motivações para seu sucesso.

Lembro-me de um garoto chamado Renato. Cada vez que sentia sua motivação para emagrecer sendo ameaçada, fazia uma lista das vitórias que já tinha obtido, escrevia bilhetes, colava fotos ou criava premiações que não o deixassem esquecer as novas conquistas que pretendia alcançar. A cada cinco quilos perdidos, costumava presentear a si mesmo com coisas que fossem extremamente agradáveis para ele: uma camisa nova, um passeio, um CD ou o que mais sua imaginação pudesse desejar.

Mude de dentro para fora

Você já deve ter ouvido falar que, para ter um corpo magro, primeiro é preciso ter uma cabeça magra. Eu diria que, antes de um pensamento magro, é preciso ter um coração magro, isto é: sentir e agir como magro. Esteja certo de que cabeça ou emoções gordas não comandam um corpo magro.

– Então, quer dizer que, primeiro, eu devo cuidar do que se passa em minha cabeça e com as minhas emoções para depois me preocupar com o que vou comer?

Correto. Comece prestando mais atenção aos seus pensamentos, suas atitudes e suas reações perante algumas emoções e, só depois, naquilo que você come.

O segredo de quase todas as pessoas que conseguem emagrecer e manter-se dentro de um peso adequado são estratégias inseridas no dia-a-dia pelo resto da vida. Isso mesmo, pelo resto da vida. Não adianta você mudar os hábitos por algum tempo e depois voltar às antigas atitudes, pois uma coisa é certa:

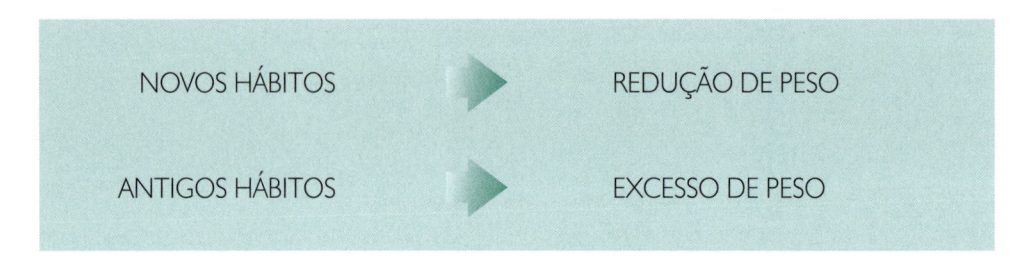

NOVOS HÁBITOS	▶	REDUÇÃO DE PESO
ANTIGOS HÁBITOS	▶	EXCESSO DE PESO

Estratégias de sucesso

❶ Comece tirando de sua frente alimentos calóricos e inadequados

Os bombons que você costuma ter em casa para oferecer a uma visita podem terminar na sua boca. O pote de sorvete que você comprou "para seus filhos" também vai ser um problema caso você acabe comendo-o sozinho. Os pãezinhos-de-queijo que você leva "para as crianças", quando volta para casa, correm o risco de não chegar ao destino e serem comidos durante o caminho. Não invente torturas para si mesmo e facilite sua vida. Tenha sempre bons alimentos em casa, nas prateleiras da geladeira, no trabalho, dentro do carro, nos bolsos e na bolsa.

Algumas mães, preocupadas com as guloseimas, dizem:

– Mas vou ter que privar os meus filhos dos alimentos de que eles mais gostam?

Respondendo a essa pergunta, vou contar a história de uma senhora que havia modificado maravilhosamente a sua maneira de se alimentar, passando a prestar mais atenção ao valor nutricional dos alimentos e a rejeitar tudo o que fosse inadequado para a sua saúde. Por outro lado, continuava comprando vários alimentos de alto valor calórico e de baixo valor nutritivo (salgadinhos, refrigerantes, frituras, chocolates e bolinhos) para os filhos e o marido, que adoravam essas guloseimas.

Revendo o que estava acontecendo, ela descobriu que não estava se dando conta dos erros que cometia. Continuava comprando, mesmo que só para os familiares, alimentos que sabidamente não são benéficos para a saúde, e que ela própria já não consumia mais.

Concluiu que os hábitos alimentares dos filhos e, por que não, do marido, haviam sido adquiridos dentro de casa, e que ela mesma contribuía para que continuassem. Consciente dessas descobertas, ela partiu para a tarefa da reeducação alimentar de toda a família.

Não teria sido mais fácil se os filhos dessa senhora já tivessem recebido uma orientação alimentar adequada desde pequenos? Obtêm-se melhores resultados quando os comportamentos e os hábitos alimentares inadequados são modificados desde a infância e, principalmente, quando há cooperação de toda a família.

❷ *Afaste pensamentos capazes de sabotar seu emagrecimento*

Dirce alega engordar porque seu marido gosta de comidas calóricas. Carlos sente pena de si mesmo porque come verduras e legumes enquanto outras pessoas comem pizzas. Rita culpa a gravidez pelos seus 15 quilos em excesso. Marcos engordou 7 quilos quando foi transferido de emprego. Antônio diz que vai perder as coisas boas da vida se tiver de mudar sua alimentação. "Já que eu comi doce e estraguei tudo mesmo, não vou fazer mais nada" é a desculpa que Cilene arranjou.

E você? Quais são os pensamentos que sabotam seu emagrecimento? Quem é o culpado pelo seu excesso de peso? Você acredita que os seus problemas são maiores ou mais escabrosos do que os das outras pessoas? Ou, então, que a única saída para seus dilemas é comer?

Eu pergunto: será que as pessoas que são magras têm menos problemas ou contratempos do que aquelas com excesso de peso? Acredito que não.

A grande verdade é que todo mundo que um dia teve excesso de peso e agora é magro teve de controlar a alimentação, ter disciplina e determinação. A responsabilidade do seu sucesso ou do seu fracasso é inteiramente sua. Aceite isso. Não é a próxima dieta que vai funcionar. A única coisa que tem de funcionar é você mesmo.

VIDA REAL

Culpar as circunstâncias ou as outras pessoas pelo seu excesso de peso não o fará mais magro.

Fique atento aos seus pensamentos e tente identificar aqueles que sabotam o seu emagrecimento. Reveja o seu comportamento em relação à dieta, aos exercícios físicos e às suas expectativas.

❸ Planeje sempre

Planejar suas refeições e seu comportamento diante de situações difíceis é mais um dos segredos para o êxito de quem quer permanecer magro. Caso contrário, você estará contribuindo para seu fracasso.

Planejar significa estar preparado. Identifique antecipadamente tentações e situações de alto risco, aquelas propícias a fazê-lo comer em excesso. Festas de aniversários, almoço aos domingos, o final do dia, filme na TV e, também, a solidão e a ansiedade.

Para ficar mais claro e fácil, sugiro que você trace duas linhas, formando três colunas, em uma folha de papel. Na primeira, escreva as situações usualmente críticas para você e que o levam facilmente a comer de maneira inadequada. Na segunda, escreva uma ou mais soluções (as soluções têm de ser viáveis; saídas impossíveis estão descartadas) e, na última coluna, escreva os passos necessários para que as soluções se tornem realidade. Reveja periodicamente essas estratégias e avalie se os seus resultados estão sendo realmente eficazes, isto é, se elas estão evitando que você coma inadequadamente ou compulsivamente. Caso contrário, mude. Veja a Figura 6.1.

Figura 6.1 - Passo a passo

SITUAÇÃO DE RISCO	SOLUÇÃO	COMO FAZER
Festinha de criança	Comer menos docinhos	Fazer uma refeição nutritiva e bem pouco calórica antes da festa. Comer só alguns brigadeiros que eu adoro.
Almoço de domingo	Não exagerar	Escolher um restaurante que tenha opções mais leves
Sábado à noite em casa	Não comer pipoca nem chocolates	Não ficar em casa, sair com os amigos ou ir ao cinema

6 - Alimente o coração e emagreça o corpo

Vontade de comer no final da tarde	Não comer doces	Não ficar muito tempo sem comer, mas se for incontrolável, comer algumas frutas secas ou mesmo uma barrinha de cereal
Trabalho enlouquecedor	Não devorar as bolachas	Aprender técnicas de relaxamento e jogar fora todas as bolachas da gaveta do escritório
Churrasco no fim de semana	Comer menos	Escolher carnes magras, comer salada, arroz e pouca farofa, esquecer a maionese; tomar água ou refrigerante dietético e menos cerveja

④ Aumente suas atividades

Movimentar-se mais é fundamental para que você tenha êxito no seu projeto de emagrecimento. A atividade física é essencial para que o seu processo de redução de peso não estacione. É também fundamental na manutenção do peso depois do emagrecimento.

Os benefícios dos exercícios não são somente físicos, mas também psicológicos. É evidente que, além da perda de peso, há ainda melhoria na aparência, graças às modificações das formas corporais, redução da ansiedade e incremento na auto-estima de maneira, muitas vezes, surpreendente.

Amplie, também, o seu conceito de atividade física e não perca nenhuma oportunidade para se manter ativo. Acabou o pão? Vá a pé à padaria. Mora no terceiro andar? Suba as escadas. Vai visitar a avó que mora próximo? Caminhe. É preciso ir ao supermercado? Ofereça-se para ajudar.

Autocontrole, o segredo para quase tudo na vida

Quase todos os gordinhos achariam maravilhoso se fossem magros.

– É a realização de um sonho! – ouço alguns falarem.

Emagrecer, chegar a um peso mais harmonioso, certamente é uma conquista, mas a verdadeira vitória é permanecer magro.

Permanecer magro significa ter um novo estilo de vida e uma nova maneira de pensar. Afinal é você quem controla os alimentos e as calorias que entram em seu corpo, e não eles que controlam você. Ter domínio sobre a própria vida é dizer:

– Ei, acorde, você pode.

Você paga as suas contas em dia? Escova os dentes diariamente? Procura ser pontual em seus compromissos? Chega ao trabalho na hora certa? Toma banho diariamente?

Você consegue responder "sim" à maioria dessas perguntas? Então, você tem domínio próprio. Alegre-se e comece a exercitá-lo quando o assunto for alimentação.

"Nada é mais forte do que a força do hábito"

Mudar hábitos antigos não é uma coisa que acontece da noite para o dia, assim como adquirir novos hábitos também não é uma mágica.

6 - Alimente o coração e emagreça o corpo

Certamente, muitos dos nossos hábitos de vida vieram da infância. Quem não se lembra de sentar-se à mesa para comer aquelas fartas refeições especialmente preparadas pela mamãe? Podemos nos lembrar do cheiro, do sabor e até da sensação de aconchego que isso nos trazia. Quando adultos, podemos querer reviver sempre essa experiência. Por outro lado, algumas vezes, somos nós mesmos que criamos hábitos inadequados.

VIDA REAL

Roberto, engenheiro de uma grande indústria paulista, sempre quis emagrecer. Ele trabalhava muito e mal conseguia almoçar, ou então almoçava muito tarde. Todas as noites, quando chegava em casa, para relaxar, saboreava alguns amendoins, um pouco de salame e uma latinha de cerveja. Por muito tempo, manteve esta rotina que, por "força do hábito", continuava mesmo durante as férias.

— Cuidar da alimentação não é a mesma coisa que fazer dieta?

VIDA REAL

Marcelo tinha um problema. Ele estava sempre reclamando que queria emagrecer mas não conseguia manter-se magro por muito tempo. Praticar exercícios, então, era uma dificuldade. Controle alimentar? Abusava da pizza e da macarronada, e a balança não perdoava: sempre apontava alguns quilos a mais.

Se o corpo de Marcelo falasse, diria, com certeza:

— Pare de mandar tanta porcaria para dentro. Eu não sou lixeira!

Na verdade, o nosso corpo não fala com palavras, mas diz muita coisa por meio de doenças, falta de vitalidade, dores ou insônia.

> Marcelo sabe disso, pois teve de se submeter a uma delicada cirurgia na coluna vertebral devido a uma hérnia de disco, em conseqüência do excesso de peso.

Quando ele procurou orientações com profissionais adequados, não foi da primeira vez que deu tudo certo. A nutricionista precisou reformular a dieta várias vezes, e o seu programa de atividade física esteve, freqüentemente, prestes a cair no esquecimento. Para Marcelo, como para a maioria das pessoas que quer emagrecer, praticar atividade física com assiduidade e ter organização na hora de comer não é nada fácil ou agradável. Exige determinação, comprometimento e disciplina. É fácil perder o interesse e a motivação quando não se vêem resultados imediatos.

*"O problema não é se você é derrubado;
mas, sim, se você consegue levantar-se."
Vince Lombardi*

Manter a meta alcançada depende de atitudes diárias

– Não há nada melhor do que ser uma pessoa magra – você pode pensar.

– É maravilhoso poder usar roupas mais justas, blusas dentro da calça e bolsas pequenas; sentar-se no chão de pernas cruzadas ou no banco traseiro de um carro de duas portas; não ficar constrangido nas poltronas do cinema, do ônibus ou do avião.

Ficar magro significa deixar de ser prisioneiro do comer demais ou de ter um peso excessivo e limitante. Estou certa de que ninguém gosta dessa situação. Porém, depois de vitoriosamente atingir o peso desejado, o seu segundo passo é manter a conquista alcançada.

6 - Alimente o coração e emagreça o corpo

– Agora que eu emagreci, acho que mereço comemorar com um sanduíche de dois andares!

– Ah, não vai fazer mal eu comer aquele sorvete do comercial da TV agora que eu estou no meu peso ideal.

Não faz mal você comer uma fatia de bolo no seu aniversário, umas fatias de panetone no Natal ou um churrasco num fim de semana, mas saiba que, definitivamente, o sucesso não é obra do acaso. Usar comida como recompensa ou ficar escravo dela, cedendo às várias tentações alimentares, será um transtorno tanto para a sua saúde como para o seu peso. Valorize-se e valorize também o seu esforço para emagrecer. Fique sempre atento a tudo e vença as tentações dos alimentos desnecessários. Isso não é cansativo e nem desanimador. Ao contrário, é revigorante, reduz a apatia, aumenta a auto-estima e a sua energia.

Atitudes que fazem seu emagrecimento ser temporário ou definitivo

Sucesso temporário

- Focar no que não se deve comer
- Eliminar muitos alimentos
- Querer resultados imediatos
- Não permitir flexibilidade
- Dar ênfase para a comida
- Priorizar a aparência

Sucesso definitivo

- Focar no que se deve comer
- Estimular a variedade
- Alcançar o sucesso gradualmente
- Permitir certa flexibilidade

- Enfatizar os hábitos saudáveis
- Priorizar a saúde e o bem-estar

Defina aonde quer chegar

A resposta para o seu sucesso já existe dentro de você, não depende de fatores externos. Tenha uma visão realista do caminho a ser trilhado. Você enfrentará lutas e obstáculos, mas eleve as suas expectativas, acredite no poder que há em você, e certamente sua vitória aparecerá. Preocupe-se consigo mesmo, assim como você se preocupa com os outros. Cuidarmos bem de nós é fundamental para podermos cuidar bem dos outros. Se você acredita estar no caminho certo, mas não consegue atingir os seus objetivos, reavalie as suas atitudes. A auto-sabotagem pode estar impedindo que suas metas sejam alcançadas.

Encontre maneiras de sempre manter seus objetivos acesos. Troque idéias com amigos, conheça experiências de sucesso a respeito de emagrecimento e manutenção de peso. Isso fortalecerá sua motivação para viver um novo estilo de vida. Breve, a vida lhe proporcionará o prazer de também poder partilhar suas próprias experiências bem-sucedidas com outras pessoas.

Não importa quantas vezes você já tenha, sem sucesso, tentado emagrecer, sempre é tempo para um novo começo.

Adquira uma postura leve e gentil diante do mundo, e ele lhe responderá com leveza e gentileza. Não faça do emagrecimento seu objetivo de vida, mas sim uma maneira de viver melhor.

> *"Mas o corpo, a luz do corpo?...*
> *Como seria o seu corpo?..."*
> Manuel Bandeira

CAPÍTULO 7

MAS QUANTO VOCÊ PRECISA EMAGRECER?

VIDA REAL

Adriano tem 44 anos e já fez muita coisa para emagrecer. Muitas tentativas funcionaram, mas, no final, seu peso sempre voltava a aumentar. Agora com 115 quilos para seus 1,79 m, ele ficou sabendo que pode ser considerado obeso pelos cálculos que utilizam altura e peso.

– Isso representa um índice de massa corpórea de 35,9 - diz ele, assustado.

Mas quando pára para pensar um pouco na sua história, lembra-se dos bons tempos em que pesava apenas 75 quilos, o que corresponde a um índice de massa corpórea de 23,43.

– Muito bom, pena que durou pouco...

Era sempre assim, a cada tentativa, uma nova ilusão, seguida de fracasso. Adriano ouvia que precisava atingir um peso cada vez mais baixo. No começo, ele se esforçava e conseguia, mas depois de três ou quatro tentativas fracassadas de manter o peso naquele patamar, ele acabava desistindo e, por muito tempo, fez a opção por ficar gordo mesmo.

Mas o excesso de peso o incomodava bastante. Para dormir, era uma dificuldade, pois roncava a noite toda; correr para pegar o táxi dava palpitação; jogar bola com o filho, nem pensar, a falta de ar era tremenda. Além disso, ele sabia de todos os outros problemas que o excesso de peso poderia ocasionar.

Como o desconforto era enorme, ele resolveu fazer uma nova tentativa. Chegou à consulta já sabendo o que iria ouvir e a "bronca" que tomaria por estar tão acima do peso. Mas que surpresa! Não foi nenhuma tragédia como ele imaginava. Realmente, o peso de 115 quilos para sua altura é excessivo. Apesar de o ideal ser pelo menos 80 quilos, Adriano ficou sabendo que, se reduzisse 10% dos seus 115 quilos e NÃO VOLTASSE A ENGORDAR, os riscos para a saúde diminuiriam, e sua vida já melhoraria bastante.

Bem mais aliviado, uma vez que emagrecer 11,5 quilos não era assim tão amedrontador, dedicou-se totalmente a esse novo desafio. Após 10 meses, o nosso amigo estava com 19,5 quilos a menos e já vinha mantendo esse peso há algum tempo, o que, certamente, o deixava muito mais feliz.

Não preciso descrever todos os transtornos e complicações que o peso excessivo pode acarretar tanto para sua saúde como para sua auto-estima.

Mesmo assim, não posso deixar de lembrar que, a partir de um determinado peso, aumenta de maneira considerável o risco do surgimento de certas doenças.

Mas, o que pode ser considerado peso ideal?

Apesar de aparentemente simples, essa pergunta pode se tornar complexa demais para receber apenas uma resposta. Nos últimos anos, mudaram muito as metas a serem alcançadas no tratamento de

7 - Mas quanto você precisa emagrecer?

redução de peso. Um emagrecimento de 10 quilos em um só mês, antes considerado um sucesso, hoje é até condenado. Isso porque se sabe que reduções muito rápidas são, freqüentemente, acompanhadas de perdas de massa muscular e maior tendência a recuperar o peso perdido. Portanto, o que vai importar é a redução do excesso de gordura.

O Consenso Latino-Americano de Obesidade, em suas mais recentes resoluções, considera como ideal uma perda de peso de 2 a 4 quilos por mês. Quando falamos do que seria o peso adequado a ser alcançado, exceto para aquelas pessoas com uma massa muscular muito avantajada, o método que mais se usa hoje é o chamado **Índice de Massa Corporal** (IMC). Esse índice é representado por um número obtido por meio da seguinte fórmula: divisão do peso (P), em quilos, pelo quadrado da altura (A), em metros.

Por exemplo, Leonardo pesa 95 quilos e tem 1,78m de altura.

O seu IMC será: 95/1,78 x 1,78 = 29,98(kg/m²).

Figura 7.1 - Cálculo do IMC (kg/m²)

$$IMC = \frac{P}{A \times A}$$

P ▶ Peso em quilos
A ▶ Altura em metros

Usando a fórmula acima, é definida como saudável a faixa de IMC que vai de 18 a 25.

Embora o IMC ainda não seja o método ideal, é prático e simples, sendo muito valioso como parâmetro capaz de ajudar as pessoas a estarem mais próximas do seu peso adequado e, portanto, mais perto de uma vida mais saudável.

Vida leve

Na Figura 7.2[1], podemos ver claramente que, acima do IMC de 25, o excesso de peso começa a ficar perigoso, pelo risco do surgimento de outras doenças paralelas. Esse risco é maior ainda quando o IMC supera o patamar de 30.

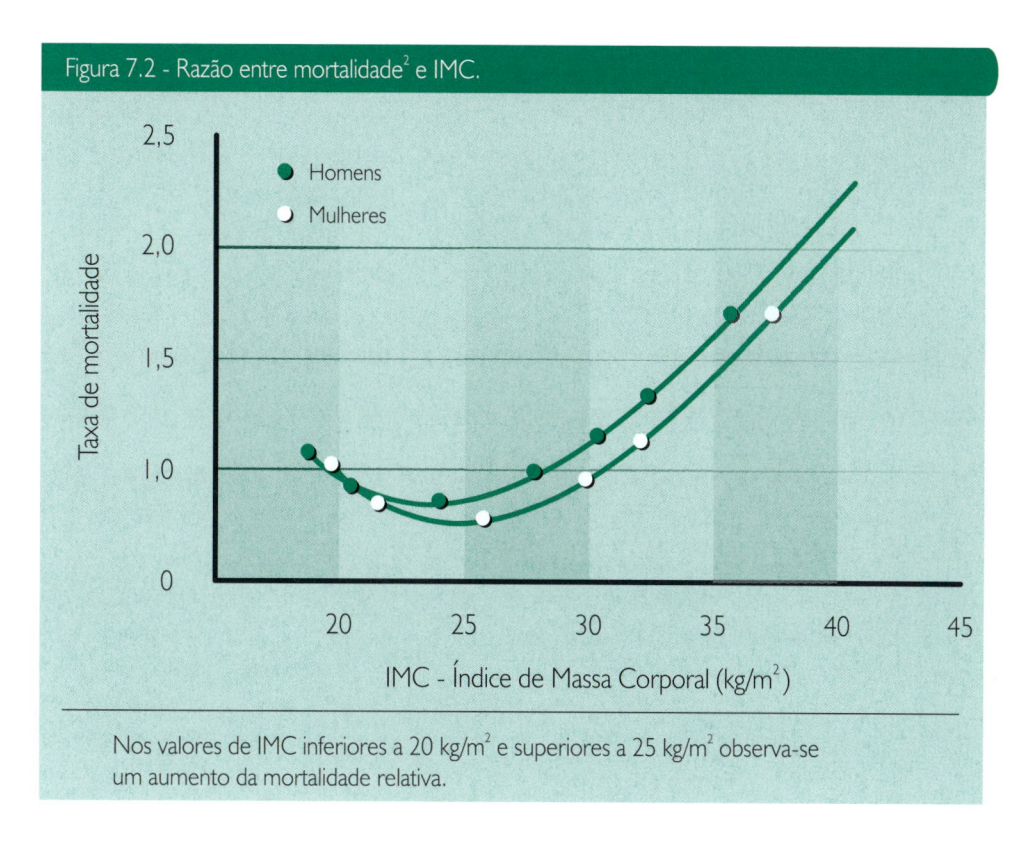

Figura 7.2 - Razão entre mortalidade[2] e IMC.

- Homens
- Mulheres

Eixo Y: Taxa de mortalidade (0 a 2,5)
Eixo X: IMC - Índice de Massa Corporal (kg/m^2) (20 a 45)

Nos valores de IMC inferiores a 20 kg/m^2 e superiores a 25 kg/m^2 observa-se um aumento da mortalidade relativa.

Apesar de as pessoas com IMC abaixo de 18 também estarem fora da faixa saudável, o certo é que aquelas com IMC acima de 25 devem se empenhar para reduzir o peso, exceto as pessoas com massa muscular aumentada, que merecem considerações à parte.

---

1 American Cancer Society.
2 Taxa de mortalidade por causas diversas: doenças digestivas, pulmonares, cardiovasculares, das vias biliares e também Diabetes melito.

7 - Mas quanto você precisa emagrecer?

O QUE FAZ A DIFERENÇA

O emagrecimento só é bem-sucedido e benéfico quando a perda de peso é mantida, ou seja, quando não existe o efeito ioiô.

Leve em conta também a distribuição da gordura

Não importa só o total de gordura, mas também a maneira como ela se distribui no seu corpo. Para sua saúde, é importante saber se a gordura se localiza na parte superior (acima do umbigo) ou inferior do corpo (abaixo do umbigo).

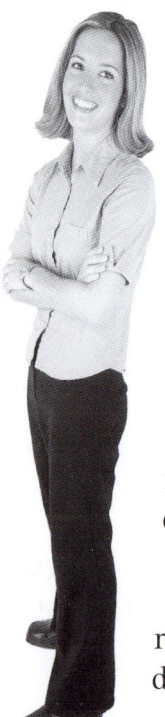

Isso porque, independente do peso, a gordura que se localiza na parte superior do corpo, aumentando a circunferência da barriga, está relacionada a maiores riscos para o surgimento de outras doenças associadas, como as cardíacas.

E se você não conseguir atingir um IMC de 25?

Dedique-se para que isso aconteça. Mas saiba que a sua saúde pode melhorar bastante se você já reduzir de 5 a 15% do seu peso e se mantiver nesse patamar. Uma redução, mesmo que menor, mas permanente, é muito mais benéfica do que aquela história de engorda/emagrece.

O Instituto Nacional de Saúde dos Estados Unidos recomenda uma redução de 10% do peso inicial em um período de 6 meses e, caso haja intenção de uma perda maior que 10%, deve-se aguardar um período de 6 meses dessa redução inicial para dar continuidade ao processo de emagrecimento.

> ### VIDA REAL
>
> Marília, disposta a emagrecer e não mais engordar, buscou o caminho mais adequado para que seu sonho pudesse se tornar realidade e seguiu à risca as recomendações recebidas. Com 1,65m e 87 kg, o que representa um IMC de 31,9, ela foi orientada a chegar mais próximo do peso de 68 kg (IMC 25).
>
> Para isso, em 6 meses ela atingiu 78,3 kg (10% a menos e IMC 28,7) e se manteve próximo a esse patamar por mais 6 meses. Passado esse período, ela foi reduzindo um pouco mais o peso para, progressivamente, chegar aos 73,9 kg (IMC 27 e 15% a menos do peso inicial).
>
> Há 2 anos, Marília se mantém nesse patamar e, sem dúvida, sua vida está bem melhor.

O que mais dificulta a obtenção de resultados eficazes no emagrecimento é a expectativa exagerada em relação às metas a serem alcançadas.

Tudo isso nos ajuda a concluir que a pessoa que está exageradamente acima do peso não se deve torturar e tampouco criar metas espartanas sobre o que seria o peso ideal. O mais importante é ela saber que, emagrecendo um pouco, sua vida e sua auto-estima já podem melhorar muito.

Por outro lado, para aquelas pessoas que não têm tanto excesso de peso, chegar a um IMC entre 18,5 e 25 pode ser algo a ser pensado, desde que essa redução seja mantida. Isto é, não haja o efeito ioiô.

7 - Mas quanto você precisa emagrecer?

> **NA PRÁTICA, O QUE MAIS IMPORTA**
>
> - Desde que você não seja uma pessoa musculosa demais, use a fórmula do IMC para saber qual é o peso mais adequado. Mantenha seu índice sempre abaixo de 30.
> - Faça o possível para chegar ao índice de 25.
> - Se o seu peso está muito acima do ideal, pode ser difícil atingir o IMC de 25. Sendo assim, mais vale reduzir de 5 a 10% do peso inicial, desde que você se mantenha nesse patamar. O sobe-e-desce da balança é muito mais prejudicial.

"O homem que sofre antes do necessário, sofre mais que o necessário."
Sêneca

CAPÍTULO 8

O QUE COMER PARA VOCÊ EMAGRECER COM SAÚDE

VIDA REAL

Você acorda cedo e vai para o trabalho sem comer absolutamente nada, pois não suporta colocar coisa alguma no estômago ao acordar, além de estar sempre atrasado. Mas isso não é problema, afinal você "precisa" emagrecer. No meio da manhã, costuma tomar um cafezinho com açúcar. Às vezes, nem isso. Chega a hora do almoço, come salada, mas só alface e tomate - faz questão de frisar - frango ou carne vermelha magra, arroz branco, pouco feijão e um suco sem açúcar. À tarde, mais um cafezinho, só que agora com adoçante, afinal você já almoçou. E à noite, lá pelas dez horas, morrendo de fome, você devora um sanduíche de queijo branco com um refrigerante light. Como não está satisfeito, come algumas bolachas doces que estão guardadas no armário da cozinha. Para emagrecer mais rápido ou por falta de tempo, algumas vezes você pula o almoço e só vai jantar. A balança até chega a baixar os ponteiros, mas geralmente, após o fim de semana, tudo parece voltar ao que era.

8 - O que comer para você emagrecer com saúde?

Muitas pessoas emagrecem, mas pouquíssimas permanecem magras: 95% vêem o peso aumentar novamente após um período de 5 anos.

Praticamente, qualquer tipo de dieta gera perda de peso, pelo menos durante um curto espaço de tempo. No entanto, no longo prazo, boa parte delas acaba fracassando, sem falar no desequilíbrio que causam à saúde.

Estudos feitos durante a Segunda Guerra Mundial[1] mostraram efeitos semelhantes entre as pessoas famintas e aquelas que estão permanentemente fazendo algum tipo de restrição alimentar para emagrecer. Quando voltam a se alimentar "normalmente", essas pessoas mostram uma tendência para comer excessivamente, além de apresentar obsessão por comida, comprovando que regimes alimentares desordenados são como uma calamidade para o organismo.

UM SEGREDO

Não adianta só encher o estômago se o alimento não for de boa qualidade. Muitas vezes, o excesso de peso deve-se mais ao que se come do que à quantidade de comida.

Comer melhor não serve só para emagrecer. Sabe-se, atualmente, que a redução de peso e a prática de atividade física não são suficientes para uma vida mais saudável. É fundamental também uma alimentação equilibrada com nutrientes "inteligentes", que podem baixar em até 80% as chances de surgimento de doenças cardíacas e em 70% o aparecimento de alguns tipos de câncer e outras doenças[2].

---

1 Journal of Clinical Psychology 4, 1948.
2 American Dietetic Association, 1999.

A alimentação ideal seria aquela que controlasse a fome, fosse prazerosa, evitasse o excesso de peso, fornecesse ao organismo a quantidade necessária de nutrientes e ainda promovesse a saúde. Parece muito?

Vamos tentar tornar essa tarefa fácil:

Comece distribuindo os três principais nutrientes da sua alimentação da seguinte forma:

❶ *Proteína*

Por ser o nutriente que mais sacia a fome, deve ser incluída, ao menos, nas três principais refeições. São exemplos de alimentos ricos em proteínas: carnes (brancas e vermelhas), ovos e laticínios. Também são fontes de proteína: feijão, ervilha, lentilha, soja, grão-de-bico, nozes e castanhas.

❷ *Gordura*

Apesar de acabar integrando quase todas as refeições, deve ser reduzida por ter valor calórico alto. São exemplos de alimentos ricos em gordura: manteiga, margarina, óleos, azeite, carnes gordas, nozes e castanhas.

❸ *Carboidrato*

Satisfaz menos a fome que as proteínas, mas deve fazer parte de quase todas as refeições, pois é importante para o funcionamento diário do corpo. São exemplos de alimentos ricos em carboidratos: o pão do café da manhã, o arroz do almoço, a fruta da tarde e a batata do jantar. Eles também podem ser encontrados em infinitos outros produtos, como pão-de-queijo, salgadinhos, achocolatados, cereais matinais, aveia, além de estarem presentes em algumas leguminosas, no leite, no mel e no próprio açúcar.

Veja na figura 8.1 como distribuir, de maneira equilibrada, proteína, gordura e carboidrato nas suas refeições.

8 - O que comer para você emagrecer com saúde?

Figura 8.1 - Percentual de cada um dos principais nutrientes em relação ao total de calorias consumidas por dia

GORDURA
20 A 30%

CARBOIDRATOS
55 A 60%

PROTEÍNAS
10 A 15%

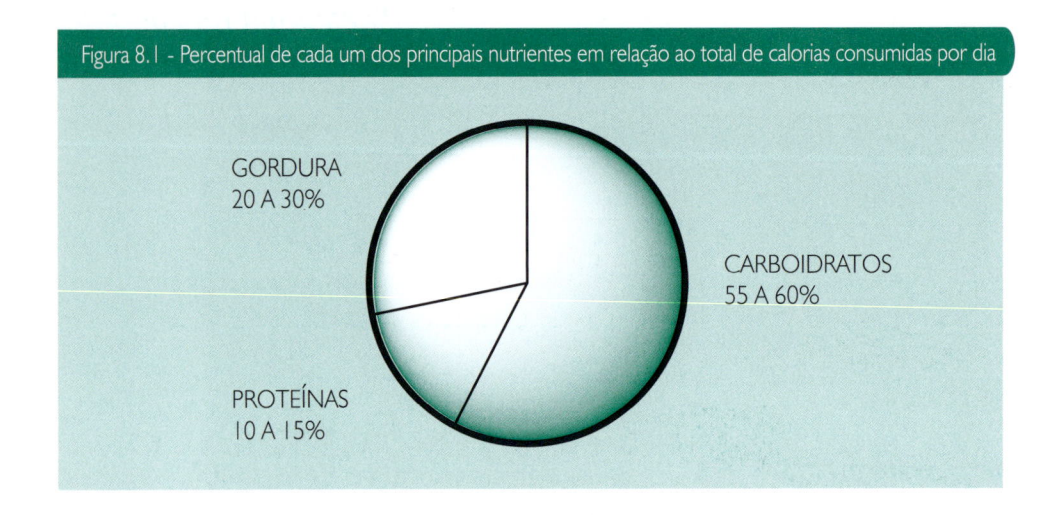

E quanto às hortaliças e legumes?

Cada vez mais estudos[3] comprovam que a inclusão de hortaliças e legumes nas refeições reduz as chances do desenvolvimento do câncer. Parece que diferentes tipos desses alimentos funcionam contra específicos tipos de câncer. Por isso, a importância de variar os vegetais que colocamos no prato.

Não só o câncer é reduzido. Doenças como o infarto, derrame, elevação da pressão arterial, diverticulite[4] e a perda de visão que ocorre com o envelhecimento também podem ser evitadas. Isso pela presença das fibras, vitaminas, minerais e anti-oxidantes nas hortaliças.

Para aproveitar todas as vantagens desses vegetais, procure variar a cor e comê-los crus, exceto o tomate. Quando processado ou cozido no óleo, o licopeno (anti-oxidante) do tomate é absorvido mais facilmente pelo organismo.

---

3 Giovannucci, E. Tomatoes, Tomato-based Products, Lycopene, and Cancer: Review of the Epidemyologic Literature. *Journal of the National Cancer Institute* 91: 317-31,1999.
   Krebs-Smith, S. M. U.S. Adults Fruit and Vegetable Intakes, 1989 to 1991: A Revised Baseline for the Healthy People 2000 Objective. *American Journal of Public Health* 85: 1623-29,1995.
4 Doença que se caracteriza pela formação de divertículos (pequenas bolsas) nas paredes intestinais.

"Pelas campinas de trigo
Entre moinhos de vento
Planto uma rosa de prata
Cresce um novo sentimento."
Cláudio Murilo

CAPÍTULO 9

CARBOIDRATOS: A ENERGIA PARA SEU DIA

Carboidratos são açúcares

Os carboidratos são os nutrientes presentes em maior quantidade na nossa alimentação e servem para nos dar energia para enfrentar o dia.

Os carboidratos podem ser considerados uma cadeia de moléculas de açúcar e, dependendo da quantidade dessas moléculas, são divididos em simples ou complexos. No entanto, após o processo digestivo, apesar de ambos se transformarem em uma molécula chamada glicose, a separação dos carboidratos em simples ou complexo é de extrema importância no desencadeamento da obesidade e das doenças cardíacas.

Os alimentos refinados, como a farinha, o pão e o arroz brancos, além de biscoitos e batata, são constituídos, principalmente, de carboidratos simples; enquanto os grãos integrais, ricos em fibras, são formados por carboidratos complexos, na sua maioria.

9 - Carboidratos: a energia para seu dia

Sempre que comemos, o nível de açúcar no sangue aumenta

Após a digestão, a utilização dos carboidratos pelo nosso organismo é determinada principalmente pela insulina, um hormônio produzido pelo pâncreas que transporta a glicose para o interior dos músculos e de outras células. A insulina é essencial ao funcionamento do nosso organismo e evita que se elevem as taxas de açúcar no sangue a níveis indesejáveis.

Em geral, a produção de insulina acompanha a quantidade de glicose (resultante da absorção dos carboidratos) que entra na corrente sangüínea e, à medida que a glicose é absorvida pelas células, seus níveis no sangue caem e, conseqüentemente, o nível de insulina também é reduzido.

O aumento do nível de açúcar no sangue depende do tipo e da quantidade do alimento consumido. Se comemos alimentos carregados de carboidratos refinados, o nosso organismo tende a mandar uma quantidade rápida e excessiva de insulina para a corrente sangüínea. Isso faz com que a glicose seja rapidamente absorvida, e seus níveis sangüíneos caiam abruptamente (hipoglicemia), fazendo com que voltemos a ter fome logo depois. Esse ciclo continua se não mudarmos a alimentação.

VIDA REAL

Rodrigo, administrador de empresas, costuma dizer que prefere não tomar café da manhã e nem fazer lanches entre as refeições pelo fato de sentir mais fome quando se alimenta nesses horários do que quando pula tais refeições. Com o objetivo de saber o que estava acontecendo, pedi a ele que anotasse tudo o que comesse durante dois dias. O relatório foi o seguinte:

O café da manhã é composto de cereal açucarado com leite, além de uma fatia de pão branco com margarina e um pouco de café com uma colher bem pequena de açúcar. No meio da manhã, um outro cafezinho com pouco açúcar, ou uma banana. Segundo ele, essas duas refeições

> são o suficiente para que chegue com uma fome voraz ao horário do almoço que, muitas vezes, acaba sendo só depois da uma e meia da tarde. No almoço, um pouco de salada, arroz branco ou batata, feijão e carne vermelha ou branca. Algumas vezes, porém, ele não resiste e acaba degustando um prato de massa. À tarde, não come nada e costuma trocar o jantar por um caprichado lanche com suco de laranja.

O que acontece com Rodrigo é que ele está comendo uma quantidade exagerada de carboidratos do tipo simples, como pão branco, cereal açucarado, açúcar, banana, massas e suco de laranja. O carboidrato desses alimentos, embora satisfaça inicialmente, é rapidamente absorvido (após 30 minutos), provocando uma produção exagerada de insulina que, imediatamente, faz com que a glicose do sangue caia e logo aumente, mais uma vez, a sensação de fome.

No café da manhã, a quantidade de carboidrato do tipo simples é muito grande, fazendo com que Rodrigo chegue ao almoço com muita fome. Ao contrário do almoço, quando, mesmo comendo arroz branco ou macarronada, ele também ingere vegetais, feijão e carne - alimentos capazes de tornar lenta a absorção dos carboidratos e, por isso, impedir a produção exagerada de insulina. Porém, o fato de ficar muitas horas sem se alimentar faz com que a glicose do sangue caia novamente, e ele chegue com muita fome ao jantar.

A alternativa capaz de acabar com a crença de que, sem o café da manhã, Rodrigo teria menos fome, seria colocar, nessa refeição, alguma proteína, pouca gordura e complementar com carboidratos complexos derivados de cereais integrais ou usar artifícios capazes de diminuir a absorção dos carboidratos simples. Na prática, isso representa substituir o cereal açucarado por uma granola ou qualquer outro cereal com fibras, o pão branco por uma fruta, e a margarina por uma fatia de queijo magro. A banana deveria ser comida com um pouco de aveia ou ser trocada por outra fruta de absorção mais lenta, como aquelas com casca (goiaba, pêra, maçã, nectarina).

9 - Carboidratos: a energia para seu dia

No almoço, Rodrigo sempre deve comer muitos vegetais para retardar a absorção do arroz branco ou da massa, se não for possível trocá-los pela versão integral. O mesmo vale para o jantar. O suco de laranja, geralmente composto de mais de uma laranja, deve ser substituído por apenas uma fruta ou por laranjada.

> ### UM SEGREDO
>
> O excesso de insulina provoca alteração nos níveis de açúcar no sangue e obesidade, mas também está relacionado a outros problemas, como aumento da pressão, obstrução das artérias e, talvez, alguns tipos de câncer.

Índice glicêmico é o que faz a diferença

Entre outras coisas, o que mais diferencia o carboidrato complexo do simples é o chamado **índice glicêmico**, que nada mais é do que a velocidade com que os níveis de insulina aumentam em resposta à rapidez com que a glicose entra no sangue. Isto é, quanto mais ligeiro a glicose entra na corrente sangüínea, maior é o índice glicêmico de um determinado alimento.

Em geral, os carboidratos simples têm maior índice glicêmico que os carboidratos complexos. Quanto mais refinado for o alimento, mais rápida é a sua absorção e maior o índice glicêmico, proporcionando uma explosão de insulina.

Veja bem:

Quando falamos em índice glicêmico alto ou baixo, estamos fazendo uma comparação com o índice padrão de referência, que é o da glicose, cujo valor é próximo a 100.

Você pode considerar alimentos de alto índice glicêmico aqueles cujo valor é próximo ou superior a 100. Quais seriam os principais? O açúcar, as bebidas adoçadas com açúcar e todos os demais produtos que contêm açúcar; o arroz branco; a farinha de trigo branca e todos os alimentos em que ela é usada, como o pão branco; a batata e a banana, por exemplo.

Por outro lado, os alimentos considerados de baixo índice glicêmico seriam aqueles cujo valor é próximo ou abaixo de 50, como: o arroz integral, a farinha integral e todos os outros cereais integrais; a aveia; a massa "grano duro"; as leguminosas (feijão, soja, lentilha e ervilha) e a maior parte das frutas, inclusive algumas frutas secas.

A importância dessa divisão não se restringe apenas ao fato de os carboidratos complexos proporcionarem uma alimentação mais saudável, mas também por eles terem importância fundamental no emagrecimento e na manutenção de peso.

O que seu peso tem a ver com o índice glicêmico

Você já sabe que quanto mais alto o índice glicêmico de um determinado alimento, mais intensamente o pâncreas produz insulina para que a glicose seja absorvida. Esses níveis elevados de insulina irão fazer você engordar por três motivos principais:

- Favorecem a formação de gordura. Com o excesso de insulina, o carboidrato ingerido se transforma mais intensamente em gordura.
- Estimulam a fome. A rápida absorção da glicose provoca uma queda acentuada do açúcar no sangue. Isso gera estímulos para o cérebro fazendo você ter fome e comer mais.
- Tornam lenta a eliminação da gordura acumulada.

9 - Carboidratos: a energia para seu dia

Preste mais atenção ao tipo de carboidrato que você consome

Não se trata apenas de comer carboidratos simples ou complexos, ou evitar alimentos com alto índice glicêmico. O mais importante é você saber escolher os alimentos que coloca no prato e começar a comer cada vez mais alimentos integrais e com alto teor de fibra, claro que em quantidades equilibradas. Quase tudo em excesso, leva ao aumento de peso.

Existem maneiras de reduzir o índice glicêmico de certos alimentos, apenas mudando o seu modo de preparo. Imagine comer no almoço uma grande batata assada, a tradicional backed potato que tem um índice glicêmico alto, além das gorduras do recheio. Agora imagine comer a mesma batata, só que de um tamanho um pouco menor e sem recheio, mas acompanhada de couve-flor, um peixe e um pouco de azeite de oliva. As fibras dos vegetais e as gorduras não-saturadas do peixe e do azeite fazem com que a batata seja absorvida mais lentamente e, assim, não eleve, tão acentuadamente e nem tão rapidamente, os níveis de glicose no sangue.

Por isso, vários fatores, em conjunto, como: tipo de carboidrato, fibras, proteína, gordura e modo de preparo, podem determinar o índice glicêmico de um dado alimento.

Veja outros exemplos:

❶ *Ao cozinhar o macarrão ou o arroz, coloque-o, após o cozimento, sob refrigeração por 15 a 20 minutos e reaqueça na hora de servir.*

Isso irá reduzir o índice glicêmico da massa e do arroz, pois as moléculas de amido sofrem uma transformação, dificultando a ação das enzimas digestivas e, portanto, tornando mais lenta sua absorção.

❷ *Use massas integrais ou do tipo "grano duro". Caso contrário, utilize molhos à base de vegetais.*

As fibras desses alimentos irão agir, retardando a absorção da glicose. Ou então, prepare as massas al dente.

❸ *Procure não consumir frutas excessivamente maduras.*

A fruta mais verde tem um índice glicêmico menor que a madura, pois seus carboidratos são mais resistentes à ação das enzimas digestivas.

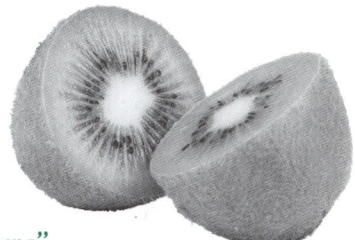

❹ *Evite os sucos e dê preferência à fruta "in natura" e com casca.*

Para o preparo dos sucos, é necessário uma porção grande de frutas ou mais de uma fruta, o que torna o índice glicêmico dos sucos elevado. Se quiser tomar sucos, dilua uma porção de fruta com água e use adoçante.

❺ *Utilize, cada vez mais, cereais e farinhas integrais. Caso consuma carboidrato refinado ou simples, procure associar fibras na mesma refeição.*

Isso porque, quanto maior o refinamento, maior a capacidade de elevar os níveis de açúcar no sangue. Boas sugestões: arroz com brócolis, pizza com rúcula, empadão com recheio de vegetais ou sanduíche com tomates, alface e pepino.

❻ *Siga o velho conselho: comer pouco, só que mais vezes ao dia.*

O fracionamento das refeições em volumes menores ajuda a controlar melhor o índice glicêmico.

9 - Carboidratos: a energia para seu dia

EMAIL

Sílvia, 45 anos, Belo Horizonte

"Realmente vale trocar o açúcar pelos adoçantes quando queremos emagrecer?"

Sílvia, todo mundo conhece uma história de alguém que, mesmo depois de comer muito, adoça o cafezinho com adoçante. Embora cada colher de chá de açúcar só tenha 16 calorias, aquelas pessoas que fazem uso de várias colheres de açúcar durante o dia, em geral, economizam 380 a 400 calorias por dia quando passam a fazer uso dos adoçantes artificiais.

Quando os adoçantes artificiais foram introduzidos, acreditava-se que as pessoas iriam comer menos açúcar, mas parece que os adoçantes foram apenas acrescentados aos hábitos alimentares. Na realidade, as pessoas continuam comendo "açúcar" através de outros alimentos.

Portanto, a menos que você reduza o total de calorias que consome por dia, o uso de produtos na versão menos calórica não irá ajudar a emagrecer.

NA PRÁTICA, O QUE MAIS IMPORTA

▶ Aumente a quantidade de cereais integrais na sua alimentação. O café da manhã pode ser uma boa oportunidade para você ingerir esses cereais na forma de granola, pão com semente de linhaça ou aveia. Outros cereais matinais? Só se forem aqueles com fibras e sem açúcar.
▶ Use os artifícios que fazem com que o índice glicêmico seja menor. O mais simples é sempre misturar carboidratos simples com as fibras das verduras e dos legumes.
▶ Passe a usar farinha de trigo integral para a confecção de tortas, pizzas ou outro prato que vá ao forno. Comece substituindo 1/3 da medida total de farinha pela do tipo integral.
▶ Doces? Quase todos têm índice glicêmico alto.

LIÇÕES DE VIDA [1]

A paixão pelos doces

Os problemas de peso da pedagoga Maria Clara começaram na época de seu casamento, que durou oito anos, tempo suficiente para fazê-la engordar 20 quilos. A experiência da dieta é uma constante na vida de Maria Clara, já que, em sua família, há casos de parentes que estão acima do peso.

A primeira experiência de dieta, quando perdeu 20 quilos, poderia ter sido um sucesso se ela não tivesse abandonado os conselhos para não voltar a engordar novamente. O culpado ou culpada? A ansiedade, que Maria Clara sempre considerou seu inimigo número um. E ansiedade, no seu caso, se traduz na palavra "doce", uma antiga tentação. "Se não comesse um doce após o almoço ficava nervosa, e doces 'diet' não me satisfazem", diz.

O grande problema de Maria Clara não estava em perder peso, mas em mantê-lo. E por mais que se tente encontrar um culpado, como os doces, ela tem plena consciência de que, para manter a forma, precisa conservar a tranqüilidade.

"Quando chego em casa, me divirto ao preparar o cardápio. Aprendi muito com a nutricionista, que me deu uma série de dicas de como cozinhar pratos de baixa caloria e até sanduíches que substituem uma refeição com sucesso", comemora ela.

Em pouco mais de seis meses de dedicação e reeducação alimentar, Maria Clara perdeu onze quilos. Ainda precisa emagrecer mais oito quilos para atingir seu objetivo, mas já se sente feliz. Ela conta que tudo mudou para melhor em sua vida. "Vivo um momento especial. Estou de bem com a vida, no trabalho e no amor", diz.

Ela acredita que o sucesso de sua dieta deve-se, em grande parte, ao tratamento que vem seguindo. Perder peso devagar e não se privar

---

[1] Para preservar a privacidade das pessoas citadas nas Lições de Vida, seus nomes foram trocados por nomes fictícios.

9 - Carboidratos: a energia para seu dia

dos doces é um deles. Se estiver com vontade de comer um doce, não hesita. O segredo é comer pouco, ou seja, matar a vontade pela qualidade e não pela quantidade. "Tenho 35 anos e quero ter filhos. Se não me cuidar, posso me transformar em uma grávida imensa, o que não é nada agradável de imaginar", comenta.

Para não perder o pique, ela faz consultas todos os meses, troca e-mails com dicas de receitas com a nutricionista que a acompanha. Como ela mesma diz, a sua vida deu um salto para melhor, a auto-estima aumentou e hoje o espelho é um de seus melhores amigos. "Não há nada melhor do que entrar em uma loja e provar uma calça jeans vários números abaixo do que estávamos acostumados a usar. A sensação é de leveza", revela feliz.

Maria Clara, 35 anos, pedagoga.

"Elimine a causa, e o efeito cessa."
Miguel de Cervantes

CAPÍTULO 10

AS GORDURAS NÃO SERVEM SÓ PARA ENGORDAR

É certo que cada grama de gordura gera o dobro de calorias de um grama de carboidrato ou proteína, e que se você comer muita gordura acabará engordando. Existe um movimento intenso contra as gorduras, há mais de 20 anos, tanto em relação ao aumento de peso quanto ao risco de doenças cardíacas. No entanto, a restrição exagerada de gordura também não é aconselhável: pode não tornar ninguém mais magro e, certamente, nem mais saudável.

Isso porque, diminuindo-se drasticamente a quantidade de gordura, as pessoas tendem, inconscientemente, a aumentar o consumo de carboidratos. E carboidratos em demasia, como já vimos, aumentam o peso da mesma maneira que as gorduras. Isso acaba não resolvendo o problema do excesso de peso, nem proporcionando mais saúde.

Embora a simples redução de todas as gorduras possa baixar os níveis de colesterol, ela diminui também os níveis de colesterol bom (HDL-colesterol), compromete a produção de alguns hormônios e pode prejudicar a absorção de certas vitaminas.

10 - As gorduras não servem só para engordar

> **VIDA REAL**
>
> As compras que estão no carrinho de supermercado da Débora são, aparentemente, as mais adequadas para quem quer emagrecer. O leite é desnatado, o iogurte, sem gordura, o pão, com teor reduzido de lipídios, isso sem falar no pão-de-queijo, na mistura para bolo ou no achocolatado, todos nas versões com pouca gordura. Mesmo assim, ela não consegue emagrecer. O que acontece é que, apesar do percentual de gordura desses alimentos ser menor, Débora exagera na quantidade que ingere. Em vez de um pão de queijo, ela come três; no lugar de uma fatia de bolo, duas; sem falar no pão, seu grande problema.

Débora é um exemplo de que a restrição exagerada de gorduras tem mostrado não ser suficiente para reduzir a incidência de obesidade.

Nos Estados Unidos, onde existe o maior número de produtos livres de gordura, conhecidos como fat free, as pessoas estão cada vez mais acima do peso, e o número de doenças cardíacas, diabetes e câncer não pára de crescer. Desde 1960 o consumo de gorduras entre os americanos caiu de 42% para 34% em relação ao total de calorias ingeridas. No entanto, a prevalência de pessoas acima do peso aumentou de 1 para 2 entre os adultos[1].

É importante ler os rótulos dos alimentos, porque alguns produtos do tipo fat free podem ter, em sua composição, um teor aumentado de carboidratos ou proteínas, para manter o sabor ou a consistência do produto.

No entanto, em alguns casos, especialmente quando falamos de laticínios, a troca por produtos com menor teor de gordura pode valer a pena, pois representa uma significativa redução de calorias. Veja a Figura 10.1.

---

1 David S. Ludwig. Dietary Glycemic Index and Obesity, American Society for Nutritional Sciences, 2000.

Figura 10.1 - Laticínios

TIPO DE ALIMENTO	CALORIAS
Queijo tipo minas (1 fatia)	72
Queijo tipo minas *light* (1 fatia)	46
Queijo mussarela (1 fatia)	42
Queijo mussarela *light* (1 fatia)	18
Leite integral (1 copo)	150
Leite desnatado (1 copo)	85
Iogurte integral (1 copo)	155
Iogurte 0% gordura (1 copo)	70

Laticínios na versão com menor teor de gordura, mostrando uma significante redução calórica quando comparada com a versão tradicional.

O QUE FAZ A DIFERENÇA

Apenas reduzir o consumo de gorduras não resolve. O melhor é optar por gorduras mais "inteligentes".

Nem todas as gorduras são iguais

Existem grandes diferenças entre os variados tipos de gordura. É aí que está o segredo. Desde a década de 50, já se apontava para a necessidade de equilíbrio entre as diferentes gorduras na hora das refeições e a necessidade de incluir gorduras benéficas na alimentação.

10 - As gorduras não servem só para engordar

– Mas quais seriam essas gorduras?

São basicamente quatro tipos de gordura: monoinsaturada, poliinsaturada, saturada e do tipo trans, conforme a Figura 10.2.

Figura 10.2 - Tipos de gordura alimentar[2]

TIPO DE GORDURA	PRINCIPAIS FONTES	APRESENTAÇÃO EM TEMPERATURA AMBIENTE	EFEITO SOBRE O COLESTEROL EM COMPARAÇÃO COM OS CARBOIDRATOS
Monoinsaturadas	Azeitona e azeite de oliva, óleo de canola, castanha-de-caju, amêndoa, nozes e abacate	Líquida	Reduzem o colesterol ruim e elevam o colesterol bom
Poliinsaturadas	Óleos de milho, de soja e de semente de girassol; peixe	Líquida	Reduzem o colesterol ruim e elevam o colesterol bom
Saturadas	Laticínios integrais, manteiga, sorvete, carne vermelha, chocolate, coco e leite de coco	Sólida	Elevam o colesterol ruim
Do tipo Trans	A maioria das margarinas, as gorduras vegetais e os óleos hidrogenados	Sólida ou semi-sólida	Elevam o colesterol ruim, abaixam o colesterol bom e aumentam os triglicérides

2 Eat, Drink and Be Healthy. Walter C. Willett, MD. Simon & Schuster Source, 2001.

Em detalhes:

> **Monoinsaturada e poliinsaturada**, conhecidas também como **não-saturadas** ou **insaturadas**: são as gorduras benéficas para a saúde, uma vez que ajudam a reduzir o colesterol e a manter o colesterol bom (HDL-colesterol) em ordem. O chamado colesterol bom (HDL-colesterol) é benéfico, pois age retirando o excesso de colesterol das paredes dos vasos sangüíneos e levando-o até o fígado para ser eliminado. Nosso organismo depende diretamente da alimentação para adquirir boa parte desse tipo de gordura. São basicamente os óleos e se encontram na forma líqüida em temperatura ambiente. Além do azeite de oliva e de óleos, como o de canola, de milho e de soja, elas também são encontradas no abacate, nas nozes, nos cereais integrais, nos produtos derivados da soja e em peixes de águas mais frias, como o salmão e o atum.

> **Saturada:** encontrada principalmente na gordura animal, como a carne vermelha, nos laticínios integrais, na pele do frango e no coco, incluindo o óleo e o leite de coco. São sólidas à temperatura ambiente. O seu efeito prejudicial é contribuir para o entupimento das artérias por elevar o chamado colesterol ruim (LDL-colesterol) que é prejudicial devido à capacidade de se depositar nas paredes que revestem os vasos sangüíneos, favorecendo o entupimento dos mesmos. Estudos[3] mostram que, em diversos países, o crescimento da incidência de doenças cardíacas e vasculares tem relação com o aumento do consumo de gordura saturada.

> **Do tipo Trans:** pode ser chamada de gordura fabricada, uma vez que se origina de várias alterações químicas a fim de solidificar alguns óleos vegetais. Isto é, apesar de ser conhecida como "gordura vegetal" ou "gordura vegetal hidrogenada", não tem o mesmo benefício dos óleos vegetais, muito pelo contrário, acaba contribuindo para a elevação do

---

3 Ancel Keys - Seven Country Study.

chamado colesterol ruim (LDL-colesterol) e para a redução do colesterol bom (HDL-colesterol). Isso a torna pior do que as gorduras saturadas. Um dos grandes problemas desse tipo de gordura é estar presente em muitos produtos industrializados, principalmente em biscoitos, bolachas, bolos e pães prontos, nos salgadinhos de saquinho e em muitas margarinas, apesar de existirem margarinas livres de gordura do tipo trans. Atenção! Livre de colesterol não é o mesmo que livre de gordura do tipo trans. Para se certificar, leia com cuidado os rótulos dos produtos.

E o colesterol, de onde vem?

O nosso corpo necessita de um pouco de colesterol para exercer várias de suas funções, principalmente para a produção de alguns hormônios. Por isso, uma parte do colesterol que dosamos no sangue é produzido pelo próprio fígado, e a outra parte vem do que comemos. Os alimentos de origem animal fornecem colesterol, entre eles, a carne vermelha, os ovos, a pele do frango e os laticínios integrais. Os ovos, apesar de ricos em colesterol, contêm muitos outros nutrientes benéficos, fazendo com que o seu risco para doenças cardíacas seja menor do que o imaginado. Vegetais e frutas não têm colesterol, mas podem conter gordura saturada, como é o caso do coco.

Manteiga ou margarina?

Essa é uma questão que gera muita dúvida e insegurança. As margarinas, nós já vimos, não são nada benéficas para a saúde, a não ser aquelas sem gordura do tipo trans e também ricas em gorduras não-saturadas. Por outro lado, a manteiga, por ser rica em gordura saturada e contribuir para elevar os níveis do colesterol ruim, deve ser consumida com muito critério. Na verdade, tente substituí-las por azeite de oliva, sempre que possível. No pãozinho, use geléia dietética de fruta ou queijo magro (em fatia ou temperado como uma pasta). Ou, algumas vezes, troque o pão por um cereal matinal do tipo granola sem açúcar para ser comido com leite desnatado ou iogurte com teor reduzido de gordura.

Vida leve

VIDA REAL

Aline, São Paulo, 33 anos

"Sempre ouvi falar que não devemos comer gordura animal e sim óleos de origem vegetal como o azeite. Mas isso me preocupa, pois faço muitas refeições fora de casa. Apesar de colocar, sempre que possível, os óleos vegetais na minha alimentação, não sei se isso é o suficiente".

Aline, você não precisa eliminar toda a gordura do tipo saturada ou do tipo trans de sua alimentação, até porque isso é quase impossível. Basta substituir uma parte por gordura não-saturada.

Foi publicado o resultado de um famoso estudo[4], no qual cerca de cem mil enfermeiras (sem doença cardiovascular ou câncer) foram acompanhadas por mais de dez anos. Desse estudo, pôde-se observar que as mulheres que ingeriram mais gordura não-saturada tiveram menos problemas cardíacos. Até aí você já sabe, mas as conclusões mais valiosas foram que o risco de doença cardíaca pode ser reduzido em 40% se 5% das calorias referentes à gordura saturada forem substituídas por gordura não-saturada. E ainda mais, se 2% das calorias referentes à gordura trans forem trocadas por gordura não-saturada, o risco de doença cardíaca cai para 50%.

– Então, como fazer?

- A carne vermelha pode ser trocada por outras fontes de proteína com menos gordura saturada. Além da tradicional troca pela carne branca, experimente o grão de soja e todos os seus derivados, as sementes, como nozes e castanhas, e todas as outras leguminosas (feijões, ervilha, lentilha).
- As gorduras do tipo trans devem ser diminuídas. Use o azeite de oliva, em seu lugar.

---

4 Nurses´Health Study, 1997.

10 - As gorduras não servem só para engordar

- O abacate pode ser uma boa alternativa para a sobremesa em substituição à gordura saturada dos sorvetes ou do cheesecake.
- No lugar de beliscar salgadinhos, bolachinhas ou batatinhas fritas, tente um punhadinho de nozes ou castanhas.

NA PRÁTICA, O QUE MAIS IMPORTA

- Não exagere no consumo de gordura. Mesmo as gorduras consideradas boas engordam.
- Use óleos vegetais, como canola ou soja, no preparo de bolos, tortas e biscoitos, em substituição aos cremes vegetais ou gorduras vegetais.
- Aumente as proteínas vegetais em detrimento da proteína animal.
- Quais seriam? Feijão, soja, lentilha e nozes.
- Não misture alimentos gordurosos com alimentos de alto índice glicêmico, esse sim é o maior perigo. Macarrão com molho branco, lingüiça com batata, pão branco com manteiga, pão-de-queijo com catupiry ou pizza calabresa formam as piores combinações.

LIÇÕES DE VIDA

Crescendo e aprendendo a se alimentar

Sérgio, 17 anos, sempre foi robusto – se não chegava a se sentir obeso, sabia que era "meio gordinho". Com pouco mais de 1,70m, pesava 85 quilos. E, como trabalha em um bufê infantil, está exposto à tentação da gula quase em tempo integral: passa as tardes e uma boa parte das noites cercado por doces, salgados e refrigerantes. Porém, Sérgio percebeu que, se fizesse algum esforço, poderia aproveitar o impulso orgânico dessa fase de seu processo de crescimento para ganhar uma aparência mais esguia. E resolveu procurar ajuda médica.

A dieta que lhe foi prescrita adequou-se perfeitamente aos seus horários, aumentando o número de refeições ao longo do dia e acrescentando qualidade aos cardápios. Sérgio, que antes não tomava sequer um cafezinho pela manhã – saltava da cama quase com um pé na escola –, passou a comer pão ou bolacha, acompanhados de leite ou suco, e a fazer um lanchinho no intervalo entre as aulas. O almoço, antes muito pesado, não se tornou muito menor, mas o prato ganhou diversos tons de verde. E o jantar, quase totalmente baseado em salgadinhos regados a refrigerante, foi substituído por sanduíches leves e sucos de frutas.

A empreitada exigiu muita motivação – um elemento que Sérgio considera fundamental a qualquer projeto de regime. Mas valeu a pena. Em cerca de quatro meses, ele conseguiu perder quase 15 quilos. Hoje com 1,79m de altura, tem 70 quilos. Continua se alimentando ao acordar e mantém o lanche na escola. À tarde, cede a um ou outro salgado ou doce, porém sem exageros. E refrigerante, para entrar em sua boca, tem de ter o adjetivo *light* na embalagem.

A vida mudou para melhor, o que Sérgio atribui a uma combinação do emagrecimento com o crescimento e a idade. E, dizendo que nunca se importou muito com as piadinhas dos colegas sobre sua forma física, sabe que ainda vai enfrentar gozação. Só que, agora, os colegas terão um pouco mais de trabalho para encontrar motivos.

Sérgio, 17 anos, estudante.

*"Eia, que vou pescar um peixe
de ver meu barco virar!"*
Moacyr Félix

CAPÍTULO II

PROTEÍNA: MUITA OU POUCA?

Possuímos milhares de diferentes proteínas em nosso organismo. Mas, por não termos capacidade para armazená-las, como acontece com as gorduras, e também porque o nosso corpo está constantemente produzindo novas proteínas, precisamos consumir alimentos ricos em proteína praticamente todos os dias.

Na verdade, a nossa necessidade diária de proteína é relativamente pequena. Um iogurte no café da manhã, um bom bife com arroz e feijão no almoço e um ovo no jantar já podem resolver. Mas nos deparamos com informações que nos fazem pensar que precisamos comer muita proteína para emagrecer.

As dietas que se baseiam no consumo de muita proteína e muito pouco carboidrato levam a uma rápida redução de peso, embora nem sempre signifiquem perda de gordura. No entanto, o consumo excessivo de proteína por tempo prolongado pode comprometer o organismo em vários de seus órgãos e funções.

O QUE FAZ A DIFERENÇA

Por outro lado, emagrecer comendo quantidade insuficiente de proteínas fará seu organismo utilizar as proteínas do seu corpo, especialmente dos músculos, para manter os outros órgãos em funcionamento. Por isso, dietas baseadas em carboidratos, vegetais e frutas, apesar de promoverem perda de peso, também causam perda de musculatura. Sendo os músculos os principais responsáveis pelo nosso gasto de energia, quanto menos músculo, mais lento fica o organismo, mais difícil é emagrecer e mais fácil, engordar.

Proteína animal ou proteína vegetal?

As proteínas animais são conhecidas como boas fontes das chamadas "proteínas completas". Quem não se lembra de ter aprendido na escola que devemos comer carne vermelha, frango, peixe, ovos e laticínios? O nome "proteína completa" deve-se ao fato de essas proteínas possuírem todos os aminoácidos necessários para que o organismo produza novas proteínas.

São conhecidas como "proteínas incompletas" aquelas fornecidas, por exemplo, pelo feijão, ervilha, lentilha, soja e derivados, pelas nozes e outras sementes, como castanhas, amêndoas e gergelim. Elas são assim denominadas por não possuírem todos os aminoácidos necessários para a produção de outras proteínas.

Apesar de completas, as proteínas animais são também ricas em gordura saturada e colesterol, fatores ligados diretamente ao surgimento de doenças cardíacas. O que não parece acontecer com as proteínas vegetais, que contêm menos gordura e praticamente são isentas de colesterol.

11 - Proteína: muita ou pouca?

– Que dilema! – você pode pensar.

Resolver esse problema não é tão difícil assim. Se você passar a consumir mais proteínas vegetais e sempre escolher proteínas animais na versão com menor teor de gordura, como carnes magras e laticínios desnatados, está resolvido o problema.

UM SEGREDO

Quem come pouca proteína animal, mas muita proteína vegetal, necessita variar a fonte dessa proteína para que o organismo receba todos os aminoácidos necessários.

É melhor seguir uma dieta vegetariana?

É bom saber que a dieta vegetariana não garante emagrecimento. Em relação à saúde, proporciona alguns benefícios, embora não sirva como compensação para os inconvenientes da obesidade e do sedentarismo.

Existem vários graus de vegetarianismo. As pessoas que seguem uma dieta lacto-ovo vegetariana, em geral, consomem todos os nutrientes necessários. Por outro lado, aqueles que não comem nenhuma proteína animal, conhecidos como *vegans*, devem procurar fontes complementares de vitamina B12, além de estar atentos para a ingestão de quantidades adequadas de cálcio, vitamina D, ferro e zinco.

VIDA REAL

Denis sempre ouviu falar que não se deve comer carne vermelha em excesso, mas isso era quase impossível para ele, que adora um

Vida leve

suculento bife e churrascos. Dietas vegetarianas, nem pensar. Mas Denis queria emagrecer e também se preocupava com sua saúde. Muitas das dietas que tinha feito anteriormente, apesar de promoverem a redução de peso, não pareciam saudáveis. Ele tinha familiares com níveis aumentados de colesterol no sangue e até diabetes, o que o motivava a mudar seus hábitos alimentares.

Descobriu que as proteínas vegetais não eram tão ruins como havia imaginado. Na verdade, ele até já comia esse tipo de alimento sem saber, como, por exemplo, o feijão. Denis não precisou abolir as carnes, mas reduziu seu consumo e aumentou a quantidade de proteínas vegetais nas refeições, tendo sempre o cuidado de variá-las e misturá-las para que seu organismo recebesse a quantidade necessária de nutrientes. Com algumas de suas refeições passando a ser constituídas de proteína vegetal, ele se encantou por pratos como: arroz integral com lentilha, salada de feijão com nozes, arroz integral com castanhas, entre outros.

As proteínas vegetais passam a ser de melhor qualidade, isto é, fornecem um número maior de aminoácidos para o organismo, quando são consumidas de forma combinada na mesma refeição. São combinações simples, mas muito valiosas:

- Grãos integrais (arroz, macarrão) e leguminosas (feijões, ervilha, soja e lentilha);
- Leguminosas (feijões, ervilha, soja e lentilha) e nozes ou castanhas;
- Grãos integrais (arroz, macarrão) e nozes ou castanhas.

Essas combinações devem ser acompanhadas de hortaliças para que a refeição não fique calórica demais.

11 - Proteína: muita ou pouca?

LIÇÕES DE VIDA

Aquela velha calça desbotada ou coisa assim

Encontrar uma calça Levi's que entra direitinho no corpo, amarrar o tênis ou abaixar-se para pegar um objeto pode não ter importância para muita gente. Para Maurício, 34 anos, cada uma dessas atitudes é mais que uma novidade - é um flash de felicidade cotidiana. Ele começou a engordar na pós-adolescência e, aos 22 anos, tomou horror da palavra dieta, depois de emagrecer 30 quilos em menos de dois meses.

Acontece que, como a aparência de Maurício, seu metabolismo também se modificou, e ele, que sempre tivera boa saúde, tornou-se hipertenso e experimentou elevação das taxas de glicose e colesterol no sangue. E os resultados obtidos a um custo tão alto nem sequer se mantiveram: pouco tempo depois, ele recuperou praticamente todo o peso perdido.

No final de 2001, Maurício, com 112 quilos, venceu a justificável desconfiança contra as dietas e decidiu procurar outro endocrinologista. Ao constatar que a nova proposta de tratamento fundamentava-se em um processo de reeducação alimentar, utilizando medicamentos apenas como ferramenta auxiliar no controle do apetite, resolveu correr o risco.

Ele, que não tomava mais que um copo de leite pela manhã, deixava de almoçar com freqüência e, quase invariavelmente, se empanturrava no jantar, procedeu a uma reestruturação completa em seus hábitos. Tanto que, no início, teve a impressão de estar se alimentando muito mais do que antes.

Não que Maurício não tenha cedido a uma ou outra pequena tentação - tanto sua mãe quanto a namorada são grandes cozinheiras, e ele confessadamente abriu exceções a algumas boas lasanhas nos finais de semana. Nos dias úteis, contudo, ele, então na posição de administrador em uma multinacional, conseguiu driblar as muitas pressões de prazo e seguiu horários quase religiosos para a fruta do meio da manhã, o almoço, a fruta da tarde. E não só reduziu significativamente a quantidade de alimentos no jantar, como eliminou o consumo de refrigerantes, que às vezes chegava a quatro litros por dia, substituindo-os por sucos naturais em menor quantidade. Além disso, adquiriu o hábito de comer verduras e legumes.

No total, emagreceu 22 quilos ao longo de cerca de seis meses, chegando aos 90 - quando se considerou magro demais para sua constituição física.

Maurício hoje se define como uma nova pessoa. Sua pressão arterial está mais baixa e os exames para identificar os níveis de glicose e colesterol vêm resultando normais. Conta que a avó de sua namorada, que, do alto de seus 98 anos, em perfeita lucidez, exerce o direito de falar o que lhe vem à cabeça, ao conhecê-lo com 112 quilos observara que a moça estava correndo risco de vida e agora diz que ele está bonito.

Hoje, Maurício mudou o estilo de vida - mantém os hábitos alimentares que desenvolveu durante a dieta e faz longas caminhadas. Depois de amarrar bem o tênis, é claro, e livre para se abaixar em busca de uma bola, a calça Levi's que simboliza sua conquista cai-lhe muito bem, obrigado.

Maurício, 34 anos, administrador de empresas.

"Nada acontece antes de um sonho."
Carl Sandburg

CAPÍTULO 12

O QUE EXISTE ALÉM DA DIETA E DOS EXERCÍCIOS

Indiscutivelmente, todas as pessoas com excesso de peso devem mudar o tipo de alimentação e tornar-se mais ativas. Em alguns casos, além dessas duas medidas, pode haver necessidade de lançar mão de outros recursos capazes de contribuir para o seu emagrecimento. Basicamente, esses recursos são: o uso de remédios e a cirurgia.

Neste capítulo, você encontrará as informações básicas sobre cada um desses dois recursos que, quando bem indicados, podem ser muito benéficos.

Primeiro recurso: medicamentos

O uso de medicamentos para auxiliar no emagrecimento não é novidade. Durante muito tempo, e ainda hoje, esse tipo de remédio tem sido olhado com discriminação. Isso por razões como:

- uso indiscriminado e descontrolado de medicamentos para redução de peso;
- uso de substâncias capazes de provocar importantes efeitos colaterais;
- preconceito contra os obesos, que são vistos como desleixados e sem força de vontade.

– Mas, quando usá-los?

Como regra geral, os medicamentos auxiliares na redução de peso podem ser usados se o seu caso for:

- Índice de massa corpórea (IMC) acima de 30;
- Índice de massa corpórea (IMC) entre 25 a 30, mas com a existência de outras doenças associadas, como diabetes, pressão alta ou colesterol elevado no sangue.

Todos esses cuidados devem-se ao fato de que os medicamentos, apesar de ajudarem a acelerar a redução de peso, não estão isentos de provocar efeitos colaterais. Se, por um lado, eles auxiliam no emagrecimento mais rápido, por outro, não garantem a manutenção da perda de peso. O uso dessas medicações deve ser combinado com atividade física e alimentar.

Para que servem os medicamentos no tratamento da obesidade?

Basicamente eles têm duas funções:

❶ Diminuir a ingestão de calorias

Esses medicamentos têm a finalidade de reduzir a quantidade de comida que você ingere, seja porque eles diminuem a fome ou porque estimulam a saciedade. Em ambas as situações, esses dois efeitos são obtidos através de modificações na química do cérebro.

Podemos de maneira simplificada resumir que, com esse tipo de medicação, você poderá ter menos fome, ou então, se satisfará com menos comida. Além destas duas ações, algum deles também age aumentando o gasto energético do corpo.

Há ainda um outro grupo de remédios indicado para aquelas pessoas com compulsão por certos alimentos, como explicado no capítulo "Como os alimentos interferem nas emoções". Eles agem aumentando, em nosso cérebro, as substâncias conhecidas como neurotransmissores, aliviando a vontade incontrolável de "comer algo".

Consultar um médico é imprescindível, pois só ele é capaz de ajudá-lo a encontrar o melhor medicamento e a melhor dosagem capazes de proporcionar os resultados desejados e evitar os efeitos colaterais, que podem ser importantes.

UM SEGREDO

Ainda não existe o medicamento ideal. Com algumas das substâncias que agem fazendo com que você consuma menos comida, pode acontecer um fenômeno conhecido como "tolerância". Isto é, o seu corpo se adapta à dose da medicação e você passa a necessitar doses cada vez maiores para obter os mesmos efeitos. Procure encarar o uso de medicamentos apenas como uma ajuda e não como o principal recurso para o emagrecimento.

❷ Diminuir a absorção de gorduras

É importante esclarecer que, ao contrário do que muitas pessoas ainda pensam, esses remédios não agem queimando diretamente a gordura acumulada no corpo, mas sim fazendo com que o organismo, mais especificamente o trato intestinal, reduza em 30% a absorção das gorduras ingeridas. Isto é, seu corpo elimina, pelos resíduos intestinais, de maneira praticamente intacta, parte da gordura presente nos alimentos que você consome, significando menos calorias ingeridas e perda de peso gradual. Sendo assim, eles não agem no cérebro. Isso faz com que possam ser usados por pessoas com contra-indicação para os medicamentos do grupo anterior ou, então, associados a eles, dependendo da necessidade de cada pessoa.

Os efeitos colaterais dessas medicações são inerentes à sua própria ação. Por isso, para evitá-los é necessário reduzir o excesso de gordura da alimentação.

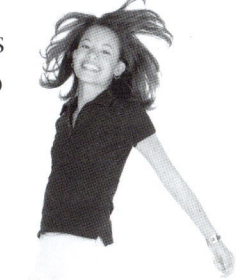

Mas lembre-se de que qualquer um desses dois tipos de medicamentos só proporcionará resultados valiosos se houver dedicação da sua parte para mudar os antigos hábitos, caso contrário, você voltará a engordar.

Os diuréticos e laxantes só devem ser usados quando há realmente a necessidade desse tipo de medicação. Eles não são considerados medicamentos efetivos para a redução de peso. Embora possam levar ao "emagrecimento" temporário pela eliminação de água, freqüentemente causam debilidade e desidratação sem reduzir a quantidade de gordura do corpo.

O QUE FAZ A DIFERENÇA

Os medicamentos para auxiliar no emagrecimento são indicados de acordo com os hábitos alimentares de cada pessoa. Isso porque, além de a sua eficácia variar de acordo com seus mecanismos de ação, também pode ser diferente de pessoa para pessoa. Um medicamento extremamente eficaz para um gordinho pode ser totalmente ineficaz para outro; assim como os efeitos colaterais, que também podem ser diferentes para cada um.

12 - O que existe além da dieta e dos exercícios

Por quanto tempo você irá usar medicamentos para tratar a obesidade?

Por pouco tempo? Por muito tempo? A vida toda? Na verdade, ninguém sabe ao certo. Mas é mais do que sabido que o problema do excesso de peso requer cuidados durante toda a vida. Por isso, a educação alimentar e a prática de atividade física são **indispensáveis** para um emagrecimento bem-sucedido e uma manutenção de peso sustentável. Sendo assim, quando houver necessidade de lançar mão de medicações, o ideal seria usá-las por um tempo suficiente para reduzir o peso e, então, começar a diminuir a dosagem alguns meses depois do peso estabilizado.

— Mas nem sempre acontece dessa maneira.

Sim, você tem razão. Algumas pessoas acabam tomando as medicações por um tempo prolongado, enquanto outras já as dispensam após um curto tempo. Por isso, a indicação e o acompanhamento para quem toma esses medicamentos devem ser individualizados.

Segundo recurso: cirurgia bariátrica

A técnica conhecida como "cirurgia bariátrica" é um procedimento cirúrgico que consiste em realizar modificações no trato digestivo levando à redução de peso por restringir a quantidade de comida ingerida ou absorvida. Em outras palavras, dependendo do tipo de cirurgia, ela pode reduzir tanto sua capacidade de comer como a do seu organismo em absorver os alimentos ingeridos.

As primeiras cirurgias consistiam em excluir boa parte do intestino delgado. Isso fazia com que o trânsito alimentar ocorresse de maneira mais rápida, não permitindo que o alimento ingerido fosse absorvido adequadamente. Menos absorção, menos peso na balança. No entanto, o organismo também deixava de absorver as substâncias necessárias, levando à carência de certos nutrientes. Sendo assim, essa técnica foi praticamente abandonada desde a década de 70.

A partir de então, modificou-se muito a maneira como essa cirurgia é realizada. Hoje, a tendência é reduzir a capacidade do estômago, fazendo com que a perda de peso seja alcançada não pela má absorção, mas pela redução da ingestão de alimentos. É diminuído o tamanho do estômago e também o orifício de passagem dos alimentos, que fica entre o estômago e o intestino delgado. Dessa maneira, não só passa a caber menos comida no estômago, mas também ele demora a esvaziar-se, adiando a sensação de fome. Essa redução da capacidade do estômago também pode ser obtida pela colocação de um "balão" dentro de sua cavidade. Sem falar que hoje, essa cirurgia pode, muitas vezes, ser realizada por meio da laparoscopia, um recurso cirúrgico que permite o acesso à cavidade do abdome sem a necessidade de "abrir toda a barriga".

Com tudo isso, os riscos diminuíram. Mas isso não significa que eles não existam, ou que a cirurgia possa ser realizada em todos os gordinhos. Um tipo de cirurgia eficaz para algumas pessoas pode não proporcionar o mesmo resultado em outras.

Quais seriam os candidatos à cirurgia?

De maneira geral, a cirurgia bariátrica pode ser indicada se você se encaixa em alguma das seguintes situações:

- Índice de massa corpórea (IMC) acima de 40 (obesidade mórbida).
- Índice de massa corpórea (IMC) de 35 ou mais, mas com a existência de outros problemas de saúde, conseqüentes do excesso de peso, como: doença cardíaca, diabetes, pressão alta, distúrbios do sono ou artroses.
- Ausência de resultados após várias tentativas anteriores, bem conduzidas, para emagrecer. Isso desde que você esteja apto a se adaptar a todas as mudanças alimentares e comportamentais que a cirurgia irá ocasionar.

12 - O que existe além da dieta e dos exercícios

Independentemente das indicações acima, cada pessoa deve ser analisada particularmente, pois a existência de outras doenças ou de algum outro problema pode desaconselhar a cirurgia.

O que você pode esperar da cirurgia

Não pense que a cirurgia irá permitir que você passe a comer tudo o que quiser. Ao contrário, mais do que nunca, você terá que ter cuidado e atenção com o que coloca na boca. Passar a se alimentar devagar e ingerir pouca comida por refeição será a regra para que você não corra o risco de apresentar mal-estar, como vômitos ou diarréia.

O emagrecimento alcançado após a operação também é variável. Embora as reduções de peso possam variar de 30 a 50% do peso inicial no decorrer de três anos[1], nem todas as pessoas respondem dessa maneira. Mas quase todas têm uma melhora considerável na qualidade de vida e um alívio para a saúde de maneira geral. Para algumas pessoas, a cirurgia pode ser uma boa saída.

O QUE FAZ A DIFERENÇA

Procure ler e se informar bastante sobre os diversos tipos de operações para tratar a obesidade, assim você poderá optar por aquela que trará maiores benefícios. Mas procure também saber quais as alterações que sua vida sofrerá após a cirurgia, pois não importa o método, emagrecer sempre requer mudanças de hábito. Só assim você terá o equilíbrio para lidar com essa nova situação e obter os resultados que espera.

---

1 Mayo Clinic Study, 2000.

> *"Umas das sedes da nostalgia da infância,
> e das mais profundas, é o céu da boca.
> A memória do paladar recompõe com precisão instantânea,
> através daquilo que comemos quando meninos,
> o menino que fomos."*
> Carlos Drummond de Andrade

CAPÍTULO 13

SEU FILHO ESTÁ GORDINHO. E AGORA, O QUE FAZER?

Ser gordinho não é fácil, independentemente da situação ou da época da vida.

O problema da obesidade já supera o da desnutrição em nosso país. Algumas estatísticas revelam que 10% das crianças e 15% dos adolescentes brasileiros podem ser considerados com excesso de peso[1]. A obesidade infantil cresce dia a dia não só entre os ricos, mas, principalmente, entre os pobres. Passou a ser muito mais um problema educacional do que financeiro. As pessoas mal informadas, quando vão selecionar seus alimentos, escolhem aqueles de baixo custo e de sabor irresistível, ou seja, os mais ricos em gordura (baixo valor nutritivo, mas alto valor calórico).

Hoje já podemos ver crianças com problemas ortopédicos, aumento dos níveis de colesterol ou das taxas de açúcar no sangue, sem falar na baixa auto-estima e na depressão por causa do excesso de peso. A boa notícia é que isso pode ser corrigido, mas a melhor saída é começar cedo.

---
1 Centro de Atendimento e Apoio ao Adolescente, Universidade Federal de São Paulo, 1998.

13 - Seu filho está gordinho. E agora, o que fazer?

Muitas vezes, ouço algumas mães que dizem:

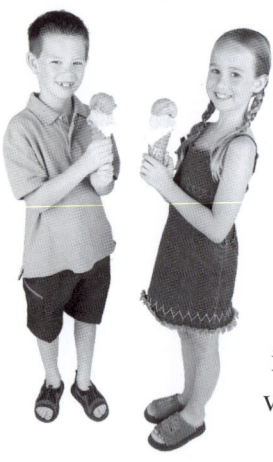

– Não sei por que tanta preocupação, o meu filho só é um pouco gordinho, quando crescer, isso passa.

Tanta preocupação não se limita apenas a todos os inconvenientes de ser gorducho durante a infância. Embora ainda possa existir a crença de que uma criança gordinha é mais bonita e saudável, é mais do que sabido que o excesso de peso durante a infância está diretamente relacionado à obesidade na vida adulta.

UM SEGREDO

Embora nem todos os adultos obesos tenham tido excesso de peso quando crianças, a obesidade passa a ser mais difícil de ser combatida se a criança permanece acima do peso após os 6 anos de idade, sendo que quase 80% das crianças que chegam à adolescência gordas também sofrerão com o problema na idade adulta.

Razões para cuidar desde cedo do peso do seu filho:

- Quanto mais precoce for o início da obesidade, maior será o risco de a criança ser obesa na idade adulta.
- A criança gorducha tem de duas a seis vezes mais chances de se tornar um adulto obeso.
- Mais da metade dos adultos obesos foram crianças ou adolescentes com excesso de peso.
- O risco de uma criança de peso normal ser um adulto obeso pode ser de 8% apenas.

Se na sua família há muitos gordos, seu filho terá problemas com o peso?

Assim como acontece com os adultos, a obesidade infantil também é um desequilíbrio entre o que se come e o que se gasta, mas nem sempre o problema da criança gordinha é comer demais.

A influência da hereditariedade é tão importante que, se um dos pais for obeso, a criança tem um risco de 40% de também ser, mas esse risco pode subir para até 80% quando tanto o pai como a mãe são gordos. Porém, o risco da obesidade cai assustadoramente para um nível entre 10 e 14% se ambos forem magros[2]. Veja isso na Figura 14.1.

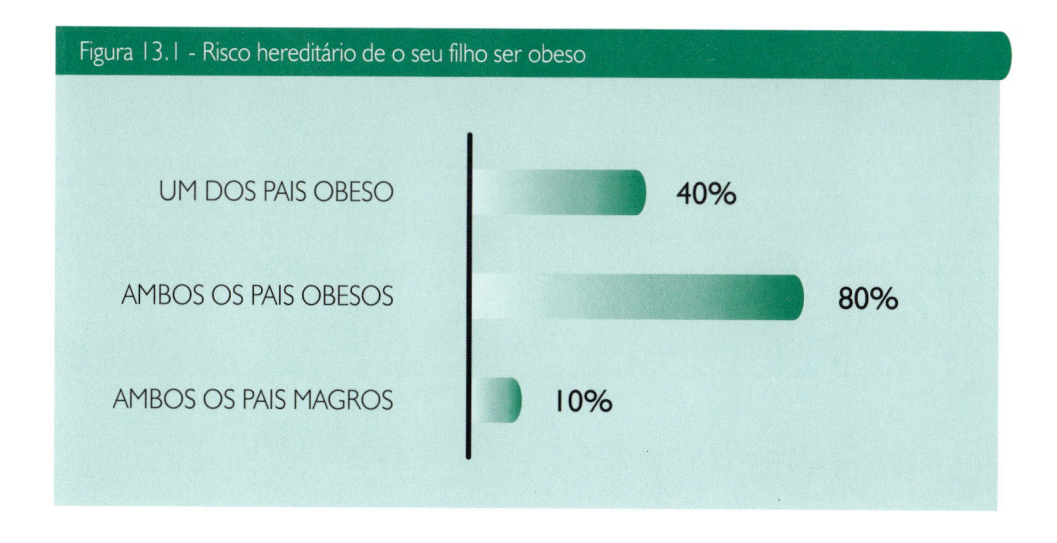

Figura 13.1 - Risco hereditário de o seu filho ser obeso

UM DOS PAIS OBESO	40%
AMBOS OS PAIS OBESOS	80%
AMBOS OS PAIS MAGROS	10%

Apesar da genética, a alimentação inadequada ainda é a grande vilã, sendo responsável por 90% dos casos de obesidade na infância

---

3 Mayer, J. Genetic Factors in Human Obesity. *Ann NY. Acad.* Sci. 131:412, 1965.

13 - Seu filho está gordinho. E agora, o que fazer?

Criança gorda nem sempre come muito

São freqüentes os comentários das mães preocupadas com os seus filhos, como:

– Meu filho menor come menos do que o maior e mesmo assim é mais gordo.

– A minha filha não come tanto quanto as suas coleguinhas e é tão mais gordinha!

– O filho do meu vizinho não pára de comer e mesmo assim é magro!

Realmente, a criança gorda nem sempre come demais, e algumas crianças magras podem de fato comer muito mais do que os seus coleguinhas gorduchos e, mesmo assim, não engordarem.

Do mesmo modo que acontece entre os adultos, a taxa do metabolismo, isto é, o quanto o organismo gasta de calorias diariamente, pode ser mais alta entre as crianças magras. Essa taxa é determinada tanto pela atividade física praticada quanto pelo fator hereditário ou genético.

Mãe, posso até ouvir você dizer:

– Mas o meu filho corre e pula tanto quanto os seus amiguinhos! Não sei por que ele é gordinho.

As crianças que geneticamente tendem a queimar menos calorias necessitam se exercitar muito mais do que as outras. É por esse motivo que o seu filho pode estar gordinho, ainda que pratique esporte ou participe das mesmas atividades físicas que os coleguinhas.

Desperte seu filho para o prazer de mexer o corpo

Como, para as crianças, ganhar peso não é difícil, o essencial é sempre aumentar a movimentação física daquelas que têm predisposição genética para a obesidade ou que já estão acima do peso. Não estou querendo dizer que você deva colocá-las em mais uma atividade, além daquelas que elas já possuem, ou fazer com que, desde cedo, sofram do mal do século, o estresse.

A atividade física deve ser, antes de tudo, prazerosa para a criança. Procure atividades que estejam dentro do poder aquisitivo da sua família e que sejam de fácil acesso, para que o seu filho não falte e não desista. Saiba que atividade física só funciona se for praticada com regularidade.

Por isso, varie. O importante é mantê-lo em movimento o maior tempo possível e reduzir os minutos diante do vídeogame, da televisão e do computador. Brincadeiras de rua, soltar pipa, ajudar na arrumação da casa não custam nada e podem, dependendo das condições da família, ser complementadas com balé, natação, judô e futebol.

Antes de tudo, faça das atividades físicas uma brincadeira. Lembre-se de que, para não ser obeso, o seu filho deverá se manter ativo por toda a vida. Ensine-o a ter prazer em mexer o corpo.

VIDA REAL

Aninha, uma garota de 7 anos, moradora da cidade de Curitiba, é meio gordinha desde bebê. A família nunca teve o hábito de praticar atividade física, e o programa preferido de domingo era ficar vendo vídeos ou DVDs na confortável sala de TV, aliás, o cômodo favorito da casa, apesar da área de lazer espaçosa. Devido ao excesso de peso, Aninha tinha cada vez menos agilidade e, por isso, evitava sair com as amigas quando o programa envolvia patinação, dança ou colocar biquíni.

13 - Seu filho está gordinho. E agora, o que fazer?

> Como toda criança, Aninha adorava animais e, de tanto insistir, seus pais decidiram presenteá-la com um cachorrinho. Entendida do assunto e preocupada em cuidar bem do seu novo amigo, ela saía todos os dias para longos passeios com o animalzinho, percorrendo todo o condomínio onde moravam.
>
> Aos poucos, e sem mudar muito a alimentação, a silhueta da Aninha foi afinando. Inconformada em ficar em casa nos finais de semana ensolarados, ela não sossegava enquanto não a levassem, juntamente com o amigo, para dar um passeio no parque mais próximo. Assim, de maneira sutil, toda a família foi emagrecendo, ao trocar os vídeos, a pipoca e os DVDs por tênis, camiseta, bonés e água-de-coco.

Assim como aconteceu com Aninha, escolha atividades que proporcionem sentimentos, lembranças e sensações agradáveis ao seu filho. Dependendo da idade da criança, procure acompanhá-la. Sua presença é importante.

Como manter seu filho ativo, de maneira fácil e agradável

❶ Compre um cachorrinho e incentive-o a brincar ou passear com ele

As crianças adoram animais, e passar algumas horas na companhia desses amiguinhos fará com que o seu filho movimente o corpo com muita diversão.

❷ Convide-o para ajudar a lavar o carro ou para ir a pé até o mercado na esquina

Sentir-se importante e poder participar das atividades dos pais é uma alegria para o filho.

Vida leve

❸ *Planeje um jogo, uma caminhada ou um passeio de bicicleta nos fins de semana*

Crie uma expectativa saudável em torno do final de semana, permitindo que seu filho dê sugestões e ajude no planejamento das atividades. Isso mantém a família unida.

❹ *Varie os passeios*

Vá a novos lugares. Faça passeios em parques, zoológicos ou outros locais ao ar livre. Vá a rinques de patinação, pistas de boliche ou de skate e convide os amigos de seu filho para participar de algumas dessas atividades.

❺ *Dê, algumas vezes, presentes relacionados a atividades físicas*

Isso desperta o interesse da criança para a prática de algum exercício. Pode ser peteca, bola, corda, bambolê, tênis, shorts, roupa de natação ou chuteiras.

O envolvimento de toda a família é fundamental

VIDA REAL

Marina, uma simpática menina de 9 anos, foi à consulta levada pela mãe que dizia que a filha precisava emagrecer. A nutricionista elaborou um cardápio muito legal, incluindo frutas e verduras. Apesar de a menina não simpatizar com esses alimentos, ela disse estar disposta a tentar melhorar a sua alimentação. Porém, após algumas semanas, Marina voltou à consulta decepcionada e sentindo-se fracassada, dizendo que não havia conseguido ficar sem comer bolo, batata frita e pizzas, pois como era só ela que precisava emagrecer, todos esses alimentos continuavam a existir freqüentemente dentro de casa.

13 - Seu filho está gordinho. E agora, o que fazer?

> Ricardo, um garoto gordinho de 8 anos, morador da cidade de Salvador, também não conseguia emagrecer, apesar de contar com a colaboração de toda a família. A mãe de Ricardo cuidava para que todas as refeições da família fossem feitas com cuidado para que o total de calorias recomendado pela nutricionista não fosse extrapolado. Até o lanchinho da escola, ela se propôs a fazer, mas o filho insistia em merendar junto com os colegas na cantina. A mãe, então, recomendou que ele desse preferência aos lanches menos calóricos. Mas Ricardo, para não se sentir discriminado, não dava ouvidos ao que ela dizia e se deliciava com coxinhas, refrigerantes e chocolates, como faziam os amigos. Para piorar, sem o conhecimento da mãe, a cozinheira, que adorava o menino, preparava alguns quitutes bem pequenininhos para agradá-lo durante as tardes em que ficava em casa.

As histórias da Marina e do Ricardo confirmam que a criança obesa só consegue emagrecer quando há compreensão e envolvimento dos familiares e de todas as demais pessoas que estão ao seu redor, inclusive da escola. Dessa maneira, as mudanças alimentares podem ser agradáveis, e a criança passa a ter prazer por estar na companhia das pessoas que ama na hora das refeições. Muito mais importante do que somente controlar os alimentos que seu filho ingere é mudar seu comportamento e apoiá-lo em todos os sentidos nesse desafio que é vencer o excesso de peso.

O QUE FAZ A DIFERENÇA

Nenhuma criança quer ser obesa, mesmo aquelas que aparentemente "gostam de comer". Estar ao lado dela, apoiá-la sem críticas, cobranças ou raiva é o melhor caminho.

Os resultados de uma dieta infantil são muito mais lentos, já que é difícil para a criança entender o porquê de não dever comer certos alimentos.

Por isso, não funcionam frases como:

– Nós fazemos todo o tipo de sacrifício para a nossa filha emagrecer.

– Felipe, faça esse esforço, ele é temporário.

As palavras "sacrifício" ou "esforço" dão uma conotação totalmente negativa à mensagem dessas frases. Sem falar no termo "temporário", que não é a realidade na vida de quem quer se manter magro.

Comida é comida, presente é presente, afeto é afeto

Um dos grandes problemas que a criança gorda, ou melhor, que todo gordo enfrenta é a marginalização. Entre as crianças, chega a ser cruel. Além de, muitas vezes, não conseguirem ter o mesmo desempenho físico dos amigos, elas são discriminadas por conta do tipo de alimentação diferente, recebem diversos apelidos dos amigos, têm a auto-estima diminuída e são duramente criticadas pelos familiares quando "fraquejam" e comem algum alimento calórico.

Para as crianças que vêem a comida como um alívio para a ansiedade, críticas e cobranças só agravarão o problema. Usar a comida como um meio de presentear ou castigar uma criança é um dos grandes enganos que os pais ou os avós cometem.

– Se você comer a cenoura, ganha sobremesa.

– Se não comer o feijão, não tem televisão.

– Se fizer suas tarefas, vai ganhar um chocolate.

– Parabéns, mamãe está contente porque você comeu tudo e não deixou sobrar nada no prato.

13 - Seu filho está gordinho. E agora, o que fazer?

Condicionais e ameaças são o modo mais primário de se conseguir alguma coisa de uma criança ou de qualquer outra pessoa. A comida perde sua função de nutrição e passa a ser moeda de troca para que a criança consiga o doce, o lazer e até mesmo a aprovação dos pais, que a parabenizam quando ela não deixa sobrar nada no prato. Assim, sem perceber, os pais estão valorizando cada vez mais o sorvete, a sobremesa ou a televisão e, cada vez menos, o próprio filho. Com isso, a criança corre o risco de, inconscientemente, começar a dar importância excessiva à comida como forma de conseguir o que quer.

Não é fácil para os pequenos se adaptarem aos novos hábitos; por isso, faça uma avaliação do seu comportamento em relação a seu filho.

❶ *Evite críticas, cobranças ou qualquer assunto desagradável à mesa*

O estresse faz muita gente comer apenas por compulsão, sem prazer e sem prestar atenção no que está comendo.

❷ *Enfatize o que o seu filho pode comer e não o que ele não pode*

Use exemplos de que as crianças gostam, como os animais. Explique que eles também comem cenoura, folhas, frutas, carne e leite.

❸ *Valorize o que é mais saudável*

Todos nós também comemos com os olhos. Corte as frutas e os vegetais em formatos variados (quadrado, círculo ou estrela) e coloque em um pratinho colorido. Evite misturar demais esses alimentos no prato. Use também talheres próprios para crianças. Compre forminhas de vários formatos para cortar legumes ou frutas.

❹ *Não faça chantagens*

Proibir a televisão porque ele não comeu o feijão não funciona. Não subestime a inteligência do seu filho. Explique claramente que aquele momento é hora da refeição, e as refeições são feitas à mesa. Além disso, é bom que ele saiba que o feijão é um alimento importante e dará energia para ele fazer o que gosta. Deixe que, mais tarde, ele veja um pouco de TV.

❺ Se a criança não quiser comer naquele momento, não insista

Converse sobre outra coisa. Se não resolver, não dê guloseimas. No horário da próxima refeição, dê algo nutritivo e, provavelmente, ela aceitará.

❻ Parabenize ou mostre o seu afeto pela criança por motivos não relacionados à comida

Comer tudo ou não deixar sobras no prato não precisa ser motivo para demonstração de afeto. Nem tampouco presenteie a criança com comida por bom comportamento. Caso contrário, o seu filho corre o risco de relacionar comida com o amor dos pais. Isto é, pode parecer que quanto mais ele comer, mais os pais o amarão.

Busque aliados. A escola do seu filho pode ser uma parceira importante

Giovanna, uma garota de 13 anos, sempre diz que emagrece durante as férias e engorda ao longo do período escolar, quando ela come coxinha, pastel, cachorro-quente e refrigerante oferecidos na cantina da escola.

Nos Estados Unidos, onde a obesidade já é um problema seríssimo, existem programas visando a redução das calorias da alimentação dos escolares. Certamente, o tratamento da criança obesa apresenta resultados visivelmente mais gratificantes quando a escola possui uma cantina ou um refeitório capaz de oferecer opções mais leves, com colegas partilhando os mesmos hábitos alimentares, pois aprenderam sobre a importância e as vantagens das frutas, dos vegetais e dos minerais na alimentação.

13 - Seu filho está gordinho. E agora, o que fazer?

O QUE FAZ A DIFERENÇA

Por melhor que seja a escola, a família continua sendo a principal responsável pela formação das pessoas.

Como num time de futebol, que só é vencedor quando toda a equipe está envolvida, o esforço isolado do técnico ou de um ou dois jogadores muitas vezes é inútil. Assim é uma família vitoriosa contra a obesidade e contra qualquer problema que precise enfrentar.

Como fazer se você tem um filho magro e outro gordo?

A tarefa de auxiliar uma criança obesa a emagrecer nem sempre é tão fácil assim, principalmente quando convivem, na mesma casa, um irmão magro, que adora batatas fritas, e um irmão gordinho, que precisa emagrecer.

Tirar a batata frita do magro pode parecer maldade, mas deixar o gordinho comer esse tipo de alimento, ficar cada vez mais acima do peso e ter a sua auto-estima destruída, não é a melhor opção.

O irmão magro precisa saber que a sua participação e empenho são extremamente importantes para ajudar a resolver o problema do seu irmão gordo. E, afinal de contas, batata frita não faz bem para a saúde de ninguém, não importa o peso que a pessoa tenha.

Facilite o caminho de seus filhos em direção a novos hábitos alimentares, independentemente de serem gordos ou magros. Isso será saudável para toda a família.

- Evite expô-los a alimentos "perigosos" desnecessariamente.
- Prepare refeições a serem saboreadas por toda a família, assim o gordinho não se sentirá discriminado.

- Deixe-os participarem do preparo de alguma das refeições.
- Explique que, comendo de maneira saudável, eles terão mais energia para fazerem o que gostam.
- Elogie-os sempre, qualquer que seja o progresso alcançado.

– Mas meu filho não come tanto assim!

Para ajudar o seu filho gordinho a superar o problema da obesidade, você deve levar em conta não só a quantidade de comida que ele ingere durante o dia, mas também o tipo de alimento e o modo como é preparado esse alimento.

Sabe aquele leitinho com achocolatado e açúcar no café da manhã, mais o bifinho à milanesa no almoço, o pacote de salgadinho ou a barrinha de chocolate no lanche, além das minipizzas no jantar?

Falando no diminutivo, parece tudo bem pouquinho, e a mãe reforça dizendo:

– Mas meu filho não come tanto assim!

Talvez o copo de leite não seja dos maiores, a barra de chocolate, nem tão grande assim, o pacote de salgadinho, pequeno, e a pizza nem seja a de calabresa. O volume de alimento realmente pode não ser exagerado, mas o total de calorias no final do dia é enorme. Sabe por quê? O seu filho comeu alimentos com pouco valor nutritivo e muito valor calórico, com muito açúcar e muita gordura.

A criança não precisa ingerir grandes quantidades de alimento para aumentar o peso.

A televisão tem uma influência importante no aumento de peso, não só por favorecer um estilo de vida sedentário, mas também pelas

13 - Seu filho está gordinho. E agora, o que fazer?

propagandas veiculadas, incentivando o consumo de alimentos de baixo valor nutricional e ricos em calorias.

Não será problema se ele comer sanduíches ou algumas guloseimas ocasionalmente. Entretanto, não basta que o seu filho encha o estômago de comida e não passe fome, o corpo dele precisa receber alimentos com nutrientes necessários para crescer, se desenvolver e funcionar adequadamente.

UM SEGREDO

Mais de duas horas de TV, por dia, aumentam o risco da obesidade entre as crianças.

Procure pelo simples e use seu bom senso

Apesar de os pais e as próprias crianças que estão acima do peso desejarem um emagrecimento rápido, as conseqüências desse tipo de resultado costumam ser desastrosas, acarretando prejuízo no crescimento, desenvolvimento e equilíbrio emocional do seu filho.

Muitas vezes, a redução de peso em crianças não é recomendada, e sim uma desaceleração no ganho de peso ou a manutenção do peso, para que, mediante o crescimento, seu filho alcance o peso adequado.

UM SEGREDO

A criança que não aumenta seu peso, mas continua crescendo, já está emagrecendo.

Vida leve

O recurso mais simples que você pode usar para começar a modificar a alimentação do seu filho e ajudá-lo a emagrecer sem traumas é: *melhore a qualidade da alimentação, em primeiro lugar, para depois reduzir a quantidade.*

Melhorar a qualidade é basicamente diminuir os alimentos ricos em gordura e em açúcar simples. A gordura em demasia é a grande vilã contra o peso saudável. A maior parte da gordura que comemos, isto é, quase 97% do total ingerido, transforma-se diretamente em depósitos de gordura no corpo.

EMAIL

Alice, mãe de Lara - 9 anos

"Minha filha está gordinha. Meu marido quer proibi-la de ir às festinhas dos amigos e a algumas lanchonetes que ela adora. Não sei o que fazer, pois não quero deixar minha filha triste, mas também quero ajudá-la a emagrecer."

Alice, a Lara não dever ser proibida de ir a festas, shopping centers ou lanchonetes, desde que em casa a alimentação diária dela seja a mais saudável possível, diminuindo, ao máximo, o excesso de gordura que ela ingere. Reduzir gordura significa não ter mais dentro de casa salgadinhos, frituras, pratos à milanesa, maionese, creme de leite, sobremesas cremosas, refogados com óleo e achocolatados à vontade.

ANEXO I

DIETA ALIMENTAR

COLOCANDO TUDO NO PRATO

*Programa Alimentar elaborado pelas nutricionistas
Camila Pinto, Mariana Maciel e Shirley Sá Ribas*

Vida leve

ANEXO I

O programa de orientação alimentar, que você encontrará aqui, trata-se de um roteiro de 4 etapas. Este programa não serve para crianças.

Cada etapa deve ser seguida por 20 a 30 dias.

As quantidades indicadas na quarta etapa poderão ser usadas para a manutenção do seu peso.

Para as pessoas do sexo masculino, no final de cada etapa, existe um acréscimo de alguns alimentos em determinadas refeições.

Você encontrará uma Lista de Substituições com todos os alimentos que farão parte da sua alimentação. Eles estão divididos em 8 grupos:

- **C1:** carboidratos das pequenas refeições - cereais, pães, biscoitos e bolachas;
- **C2:** carboidratos das grandes refeições - cereais, tubérculos, raízes e leguminosas;
- **P1:** proteínas das pequenas refeições - leite e derivados; frios;
- **P2:** proteínas das grandes refeições - carnes (bovina, frango, peru, chester, porco, peixe) e ovos;
- **F:** frutas - frutas secas e frescas;
- **V1:** vegetais tipo hortaliças;
- **V2:** vegetais tipo legumes;
- **G:** gorduras tipo azeite e oleaginosas

Depois é só aplicar a Lista de Substituições no Roteiro Alimentar.

Bom apetite!

Anexo I - Dieta alimentar

Lista de substituições[1]

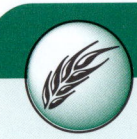

C1 — Carboidratos das pequenas refeições - 70 cal

Alimento	Porção
All bran®	1/3 xícara (de chá) ou 3 col. (de sopa)
Aveia em flocos	1/3 xícara (de chá) ou 3 col. (de sopa)
Farinha de aveia	1/3 xícara (de chá) ou 3 col. (de sopa)
Granola	1/4 xícara (de chá) ou 2 col. (de sopa)
Müslii®	1/4 xícara (de chá) ou 2 col. (de sopa)
Nesffit®	1/2 xícara (de chá)
Bolacha de aveia e mel	3 unidades - 20g
Bolacha Grand' Dia®	2 unidades - 30g
Bolacha d'água	2 unidades - 14g
Bolacha de água e gergelim	2 unidades - 20g
Bolacha Triggy®	3 unidades - 30g
Pão integral *light*	1 fatia - 25g
Pão integral	1 fatia pequena - 15 a 20g
Pão integral *light* 0% de gordura	2 fatias
Pão sírio	1/2 unidade média - 25g
Pão italiano	1/2 fatia - 25g
Pão ciabata	1 unidade pequena - 25g
Pão de centeio	1 fatia - 25g
Pão de forma	1 fatia - 25g
Pão de glúten	1 fatia - 25g
Pão de aveia	1 fatia - 28g
Pão francês	1/2 unidade com miolo ou 1 pão sem miolo
Pão sueco com linhaça	4 fatias
Baguete	1 pedaço pequeno - 20g
Torrada integral	2 unidades

1 Tabela para avaliação de consumo alimentar em medidas caseiras. Ana Beatriz V. Pinheiro e col., 1994.

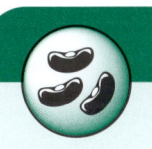

C2 — Carboidratos das grandes refeições - 70 cal

Alimento	Porção
Arroz cozido ou integral	1 colher (de arroz) ou 3 col. (de sopa) - 45g
Batata cozida	1 unidade pequena - 80g
Batata doce cozida	2 colheres (de sopa) rasa - 60g
Macarrão cozido "gran duro" ou integral	1 "pegada" no pegador ou 2 col. (de sopa) cheias - 75g
Mandioca cozida	1 pedaço pequeno - 60g
Mandioquinha cozida	1 colher (de arroz) - 55g
Milho - conserva	3 colheres (de sopa) - 70g
Milho - espiga	1/2 espiga - 50g
Inhame	1/2 unidade média - 60g
Sushi	3 unidades
Risoto	1 colher (de sopa) cheia
Lasanha recheada com legumes	1 pedaço médio
Ervilha em conserva	3 colheres (de sopa) - 110g
Feijão cozido	1 concha pequena ou 3 colheres (de sopa) - 100g
Feijão branco cozido	1 concha pequena - 65g
Feijão preto cozido	1 concha média - 80g
Grão-de-bico cozido	1 concha pequena - 60g
Lentilha cozida	1/2 concha média - 80g
Soja cozida	1 concha pequena - 60g

Vida leve

ANEXO I

Anexo 1 - Dieta alimentar

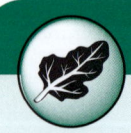

V1 — Hortaliças (pode ser trocada por 1/2 porção de V2) - 20 cal

Alimento	Porção
Acelga	1 prato raso picada - 60g
Acelga refogada	1 colher (de sopa) cheia - 37g
Agrião	1 prato raso cheio - 80g
Agrião refogado	1 colher (de sopa) cheia - 25g
Alface	1 prato raso cheio - 80g
Almeirão	1 prato raso cheio - 100g
Almeirão refogado	2 colheres (de sopa) - 56g
Aspargo fresco	15 unidades - 100g
Aspargo refogado	9 unidades - 60g
Aspargo em conserva	13 unidades - 98g
Brócolis picado	6 colheres (de sopa) cheias - 60g
Brócolis refogado	2 colheres (de sopa) rasas picado - 20g
Chicória	1 prato (de sobremesa) - 85g
Chicória refogada	1 colher (de sopa) rasa - 20g
Couve manteiga	1/2 prato (de sobremesa) - 40g
Couve manteiga refogada	2 colheres (de sopa) rasas - 20g
Couve-flor	2 ramos pequenos - 60g
Couve-flor refogada	1 ramo médio - 40g
Escarola	1 prato (de sobremesa) - 100g
Escarola refogada	1 colher (de sopa) cheia - 57g
Espinafre	2 colheres (de sopa) rasas - 70g
Espinafre refogado	1 colher (de sopa) - 25g
Mostarda	2 colheres (de sopa) cheias - 90g
Mostarda refogada	1 colher (de sopa) cheia - 57g
Nabo	1/2 pires (de chá) - 50g
Pepino	1 unidade média - 100g
Rabanete	7 unidades médias - 126g
Repolho	2 colheres (de arroz) cheias - 50g
Repolho refogado	1 colher (de sopa) cheia - 35g
Rúcula	1 prato raso cheio - 80g
Rúcula refogada	2 colheres (de sopa) - 44g

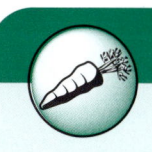

V2 Legumes - 40 cal

Alimento	Porção
Abóbora cozida	4 colheres (de sopa) rasas - 65g
Abóbora refogada	2 colheres (de sopa) rasa - 40g
Abobrinha cozida	1 colher (de arroz) cheia - 70g
Abobrinha refogada	1 colher (de arroz) rasa - 35g
Alcachofra	1/2 unidade média ou 2 corações - 50g
Alho poró cozido	2 unidades médias - 90g
Alho poró refogado	1 unidade média - 45g
Beterraba crua	1 unid. peq. ou 5 colheres (de sopa) cheias ralada - 80g
Beterraba cozida	1 unidade pequena ou 2 colheres (de arroz) cheias - 76g
Berinjela cozida	3 colheres (de arroz) cheias - 210g
Berinjela ensopada	1 colher (de arroz) rasa - 60g
Cenoura crua	1 unidade pequena ou 7 colheres (de sopa) ralada - 85g
Cenoura refogada	2 colheres (de sopa) rasas - 40g
Chuchu cozido	5 colheres (de sopa) cheias - 100g
Chuchu refogado	2 colheres (de sopa) cheias - 50g
Ervilha torta cozida	2 colheres (de sopa) rasas - 40g
Ervilha torta refogada	1 colher (de sopa) cheia - 30g
Palmito - conserva	2 unidades médias - 200g
Pimentão cozido	2 unidades pequenas - 80g
Quiabo cozido	2 colheres (de sopa) cheias - 100g
Quiabo refogado	1 colher (de sopa) cheia - 40g
Tomate	1 unidade grande ou 3 unidades peq - 150g
Vagem	4 colheres (de sopa) - 80g
Vagem refogada	1 colher (de arroz) rasa - 45g

Anexo 1 - Dieta alimentar

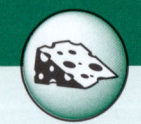

P1 — Proteína das pequenas refeições - 70 cal

Alimento	Porção
Leite desnatado	1 copo (de requeijão) - 200 ml
Leite em pó desnatado	2 colheres (de sopa) - 20g
Leite integral	100 ml
Leite semidesnatado	1 xícara de 150ml
Iogurte desnatado	1 copo - 200 ml
Iogurte *light* ou 0% gordura - com sabor	1 unidade
Iogurte natural	1/2 copo - 100g
Iogurte com sabor	1/2 copo
Iogurte para beber	1/2 frasco - 60ml
Yakult®	1 frasco
Coalhada fresca	1/2 copo - 100 ml
Coalhada seca	1 colher (de sopa) - 20g
Requeijão *light*	1 colher (de sopa) - 40g
Queijo *cottage*	2 colheres (de sopa) - 40g
Ricota	1 fatia média - 35g
Polenguinho *light*	1 unidade - 20g
Cream cheese *light*	1 colher (de sopa) cheia - 28g
Queijo branco	1 fatia média - 30g
Mussarela	1 fatia - 20g
Queijo parmesão ralado	1 colher (de sobremesa) - 16g
Queijo prato *light*	2 fatias finas - 20g
Mussarela de búfala	1 nó - 20g
Tofu	1 fatia média - 35g
Patê de peito de peru linha light	1 colher (de sobremesa) rasa -20g
Blanquet de peru	5 fatias - 50g
Roulê de peru	6 fatias - 60g
Peito de peru defumado	4 fatias - 60g
Presunto magro sem capa de gordura	1 fatia - 15g
Chester	2 fatias - 30g
Peito de frango defumado linha *light*	5 fatias - 50g

Vida leve

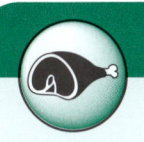

P2 — Proteína das grandes refeições - 140 cal

Alimento	Porção
Bovina	
Carne magra (Patinho, Alcatra, Filé mignon, etc.)	1 bife médio - 100g
Carne moída	3 colheres (de sopa) - 75g
Carpaccio	10 fatias
Carne assada (lagarto)	2 fatias finas - 80g
Bife à rolê	1 unidade pequena - 80g
Rosbife	8 fatias finas - 80g
Almôndega de carne	3 unidades pequenas - 30g
Hambúrguer de carne grelhado	1 unidade pequena - 56g
Frango	
Peito de frango	1 filé médio - 120g
Frango assado sem pele	coxa - 1 unidade grande - 110g
	peito - 1 pedaço médio - 100g
	sobrecoxa - 2 unid. peq. - 100g
	desfiado - 5 col. (de sopa) - 100g
Frango ensopado sem pele	coxa - 2 unid. médias - 110g
	peito - 1 pedaço médio - 100g
	sobrecoxa - 1 unidade - 95g
	desfiado - 5 col. (de sopa) - 100g
Salsicha de frango	1 unidade - 50g
Peru	
Peito	1 filé médio - 120g
Peru assado	3 fatias pequenas - 60g
Coxa	1 unidade - 100g
Salsicha de peru	1 unidade - 60g
Almôndega	3 unidades pequenas - 75g
Hambúrguer grelhado	1 unidade - 90g

Anexo I - Dieta alimentar

P2 — Proteína das grandes refeições - 140 cal - continuação

Alimento	Porção
Chester	
Hambúrguer grelhado	1 unidade - 56g
Salsicha	1 1/2 unidade - 40g
Ovo	
Ovo	2 unidades médias - 90g
Ovo mexido ou omelete	1 unidade e 1 clara - 75g
Peixe	
Filé de pescada	1 filé grande - 120g
Peixe cozido	1 filé médio - 120g ou 1 posta - 150g
Peixe ensopado	1 filé pequeno - 100g ou 2/3 de posta - 120g
Linguado	1 filé grande - 120g
Cação	1 posta - 110g
Badejo	1 filé médio - 100g
Salmão	1 posta pequena - 90g
Bacalhau	1 posta - 120g
Atum	1 posta - 100g
Atum sólido ou ralado em água	4 colheres (de sopa) - 80g
Camarão cozido em água	5 colheres (de sopa) ou 10 unidades médias - 100g
Lula	1 1/2 pires (de chá) - 150g
Kani	8 sticks - 16g
Sardinha - conserva em tomate	3 unidades - 75g
Sashimi	7 unidades - 140g
Porco	
Salsicha tipo hot-dog	1/2 unidade pequena
Pernil	1 fatia pequena e fina
Lombo	1 fatia pequena e fina

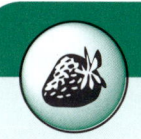

F — Frutas - 60 cal

Alimento	Porção
Abacaxi	1 fatia média - 75g
Abacate	1 fatia pequena - 35g
Acerola	16 unidades - 190g
Ameixa vermelha	2 unidades grandes - 104g
Ameixa preta fresca	3 unidades médias - 125g
Banana nanica	1/2 unidade pequena - 70g
Banana maçã	1 unidade pequena - 55g
Banana prata	1 unidade média - 55g
Caju	2 unidades pequenas - 164g
Caqui	1 unidade pequena - 85g
Figo	2 unidades pequenas - 90g
Goiaba branca	1/2 unidade grande - 164g
Goiaba vermelha	1/2 unidade média - 85g
Jabuticaba	24 unid. / 1 copo americano cheio - 120g
Kiwi	1 unidade média - 75g
Laranja bahia ou pêra	1 unidade pequena - 125g
Laranja lima	1 unidade média - 135g
Maçã	1 unidade pequena - 80g
Mamão papaya	1/2 unidade pequena - 155g
Mamão formosa	1 fatia média - 170g
Manga	2 fatias - 120g
Maracujá	1 unidade média - 50g
Melancia	1 fatia média - 200g
Melão	2 fatias grandes - 230g
Morango	12 unidades médias - 144g
Nectarina	1 unidade média - 100g
Pêra	1 unidade média - 110g
Pêssego	1 unidade grande - 110g

Anexo 1 - Dieta alimentar

F — Frutas - 60 cal - continua;ão

Alimento	Porção
Tangerina	1 unidade média - 135g
Uva	10 unidades - 80g
Damasco seco	3 unidades
Ameixa seca	4 unidades
Banana passa seca	1 unidade grande
Figo seco	1 unidade
Tâmara seca	2 unidades
Pêra seca	4 fatias
Maçã seca	8 fatias
Abacaxi seco	1 fatia
Uva passa	1 colher (de sopa) cheia
Água-de-coco	200 ml
Suco concentrado com adoçante	1 copo de 200 ml
Suco de fruta light	1 lata ou 1 caixinha ou 250ml
Suco de limão com adoçante	à vontade

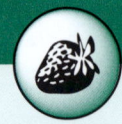

G — Azeite e sementes oleaginosas - 70 cal

Alimento	Porção
Nozes	2 unidades
Castanha de caju	5 unidades
Amêndoa	6 unidades
Gergelim	1 colher (de sopa)
Azeite	1 colher (de sobremesa) – 8g

Vida leve

ANEXO I

Roteiro Alimentar

Etapa I

Café da Manhã:

1 porção de CI, 2 porções de PI e 1 porção de F.

Exemplo: 1 fatia de pão integral *light*, 1 copo de iogurte natural desnatado, 1 fatia de ricota e 8 morangos.

Lanche:

1 porção de F.

Exemplo: 3 damascos.

Almoço:

Salada variada (VI à vontade e 2 porções de V2), 1 porção de G, 1 porção de P2, 3 colheres (de sopa) de V2 (cozidos) e 1 porção de F.

Exemplo: Salada de alface, agrião, rabanete, 3 fatias de tomate, 3 colheres (de sopa) de cenoura ralada e 1 palmito, 1 filé de frango grelhado, 3 colheres (de sopa) de brócolis refogado com azeite e 1 pêssego.

Anexo I - Dieta alimentar

Lanche:

1 porção de F e 1 porção de CI ou 1 porção de suco *light* e 1 porção de CI.

Exemplo: 1 fatia de melão e 1 barrinha de cereais *light* ou 1 copo de suco de acerola com adoçante e 3 bolachas integrais.

Jantar:

Salada variada ou sopa de legumes (VI à vontade e 2 porções de V2), 1 porção de G, 1 porção de P2, 3 colheres (de sopa) de V2 (cozidos) e 1 porção de F.

Exemplo: 1 prato fundo de sopa de legumes, 1 posta de peixe, 3 colheres (de sopa) de panachê de legumes refogados (abobrinha, chuchu e cenoura) e 1 fatia de abacaxi.

Ceia:

1 porção de CI.

Exemplo: 3 bolachas integrais e chá com adoçante.

Para ele: acrescente 1 porção de C2, no almoço.

Vida leve

ANEXO I

O QUE FAZ A DIFERENÇA

▶ Cozinhe os vegetais em água e sal ou no vapor e use a porção do grupo G na forma de azeite ou de alguma oleaginosa (nozes, castanha ou gergelim) na salada.
▶ Considere como sucos *lights* os naturais; feitos em casa e adoçados com adoçante ou industrializados com a especificação *"light,"* porém de baixo valor calórico (acerola, maracujá, limão, maçã, morango, caju ou mesmo 1 fruta com água tipo laranjada).

Etapa 2

Café da Manhã:

2 porções de CI, 1 porção de PI e 1 porção de F ou suco *light*.

Exemplo: 2 fatias de pão integral *light*, 1 fatia de ricota, 1 copo de suco de morango com adoçante.

Lanche:

1 porção de F.

Exemplo: 1 pêra.

Anexo 1 - Dieta alimentar

Almoço:

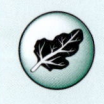

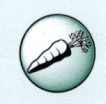

Salada variada (V1 à vontade e 2 porções de V2), 1 porção de G, 1 porção de P2, 1 porção de C2 e 1 porção de F.

Exemplo: Salada de alface, agrião, rabanete, 3 fatias de tomate, 3 colheres (de sopa) de cenoura ralada e 1 palmito temperado com azeite, 1 filé de frango grelhado, 3 colheres (de sopa) de arroz integral e 1 kiwi.

Lanche:

1 porção de P1 e 1 porção de C1 ou 1 porção de P1 e 1 porção de F.

Exemplo: 1 iogurte desnatado e 2 colheres (de sopa) de granola ou 1 copo de leite desnatado batido com 8 morangos.

Jantar:

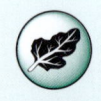

Salada variada ou sopa de legumes (V1 à vontade e 2 porções de V2), 1 porção de G, 1 porção de P2, 3 colheres de sopa de V2 (cozidos) e 1 porção de F.

Exemplo: salada variada, 1 filé de frango, 3 colheres (de sopa) de abobrinha refogada e 1 nectarina.

Ceia:

1 porção de PI.

Exemplo: 1 copo de suco de soja *light*.

Para ele: acrescente 1 porção de C2 no jantar.

O QUE FAZ A DIFERENÇA

- Nos lanches, opte pelas bolachas ou torradas integrais no lugar das que são feitas de farinha refinada.
- Polvilhe um pouco de farelo ou germe de trigo torrados na sua refeição ou no iogurte. Isso acentua o sabor do alimento e aumenta as fibras da refeição.

Etapa 3

Café da Manhã:

2 porções de C1, 1 porção de PI e 1 porção de F ou suco *light*.

Exemplo: 2/4 xícara de granola, 1 xícara de leite semidesnatado e 2 figos.

Anexo I - Dieta alimentar

Lanche:

1 porção de F.

Exemplo: 2 ameixas vermelhas.

Almoço:

Salada variada (V1 à vontade e 2 porções de V2), 3 colheres (de sopa) de V1 (cozidos), 1 porção de G, 1 porção de P2, 1 porção de C2 e 1 porção de F.

Exemplo: Salada de repolho roxo, repolho branco, 3 colheres (de sopa) de cenoura ralada e 3 colheres (de sopa) de beterraba, 1 filé de linguado cozido com azeite e cheiro verde, 3 colheres (de sopa) de arroz integral, 3 colheres (de sopa) de espinafre cozido e 1 laranja pequena.

Lanche:

ou

1 porção de P1 e 1 porção de C1 ou 1 porção de P1 e 1 porção de F.

Exemplo: 1 torrada de pão integral, 1 colher (de sopa) de queijo cottage, 2 fatias de blanquet de peru e 1 chá com adoçante ou 1 polenguinho *light* e 1 pêssego.

Vida leve

Jantar:

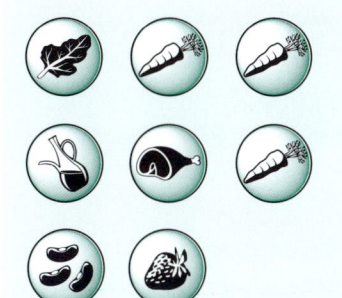

Salada variada ou sopa de legumes (V1 à vontade e 2 porções de V2), 1 porção V1 (cozido), 1 porção de G, 1 porção de P2, 1 porção de C2 e 1 porção de F.

Exemplo: 1 prato fundo de sopa de legumes, 1 posta de peixe, 3 colheres (de sopa) de batata assada com espinafre e 1 fatia de abacaxi.

Ceia:

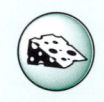

1 porção de P1.

Exemplo: 1 copo de iogurte *light*.

Para ele: acrescente 1 porção de C2, no almoço e 1 porção de V2 no jantar.

O QUE FAZ A DIFERENÇA

- Não guarde os cereais integrais e as oleaginosas por muito tempo, pois eles contêm óleos vegetais que podem tornar-se rançosos. É melhor conservá-los na geladeira dentro de potes hermeticamente fechados.
- Evite cozinhar exageradamente os cereais integrais. Para reduzir o tempo de cozimento, deixe-os de molho na água durante a noite.

Anexo 1 - Dieta alimentar

Etapa 4

Café da Manhã:

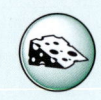

2 porções de C1, 2 porções de P1 e 1 porção de F ou suco *light*.

Exemplo: 2 fatias de pão integral *light*, 1 fatia de tofu temperado, 1 iogurte natural desnatado e 1/2 unidade de papaya.

Lanche:

1 porção de F.

Exemplo: 1 maçã com casca.

Almoço:

Salada variada (V1 à vontade e 2 porções de V2), 1 porção de G, 1 porção de P2, 2 porções de C2 e 1 porção de F.

Exemplo: Salada de alface, agrião, rabanete, 3 fatias de tomate, 3 colheres (de sopa) de cenoura ralada e 1 palmito com molho de azeite, 1 filé grelhado, 3 colheres (de sopa) de arroz integral, 3 colheres (de sopa) de feijão e 1 laranja.

Vida leve

Lanche:

1 porção de F e 2 porções de C1.

Exemplo: 1 suco de melão, 1 torrada de pão integral e 1 colher de sobremesa de geléia *diet* ou 1 banana, 2 colheres (de sopa) de aveia e 1 colher (de chá) de mel.

Jantar:

Salada variada ou sopa de legumes (V1 à vontade e 2 porções de V2), 1 porção de G, 1 porção de P2, 1 porção de C2, 1 porção de V2 (cozido) e 1 porção de F.

Exemplo: 3 colheres (de sopa) de cenoura ralada, 1 palmito e 2 unidades de nozes picadas na salada, 1 bife de carne magra, 3 colheres (de sopa) de arroz integral, 2 colheres (de sopa) de ervilha torta cozida no vapor e 1 kiwi.

Ceia:

1 porção de C1.

Exemplo: 2 bolachas de trigo integral e 1 copo de chá com adoçante.

Para ele: acrescente 1 porção de V2 cozido, no almoço e 1 porção de C2, no jantar.

Anexo I - Dieta alimentar

Lista de substituições ampliada

▶ Se você é uma daquelas pessoas que gosta muito de doces, poderá utilizar, desde o início do seu Programa Alimentar, 1 porção do grupo de Doces Permitidos 1 vez ao dia.

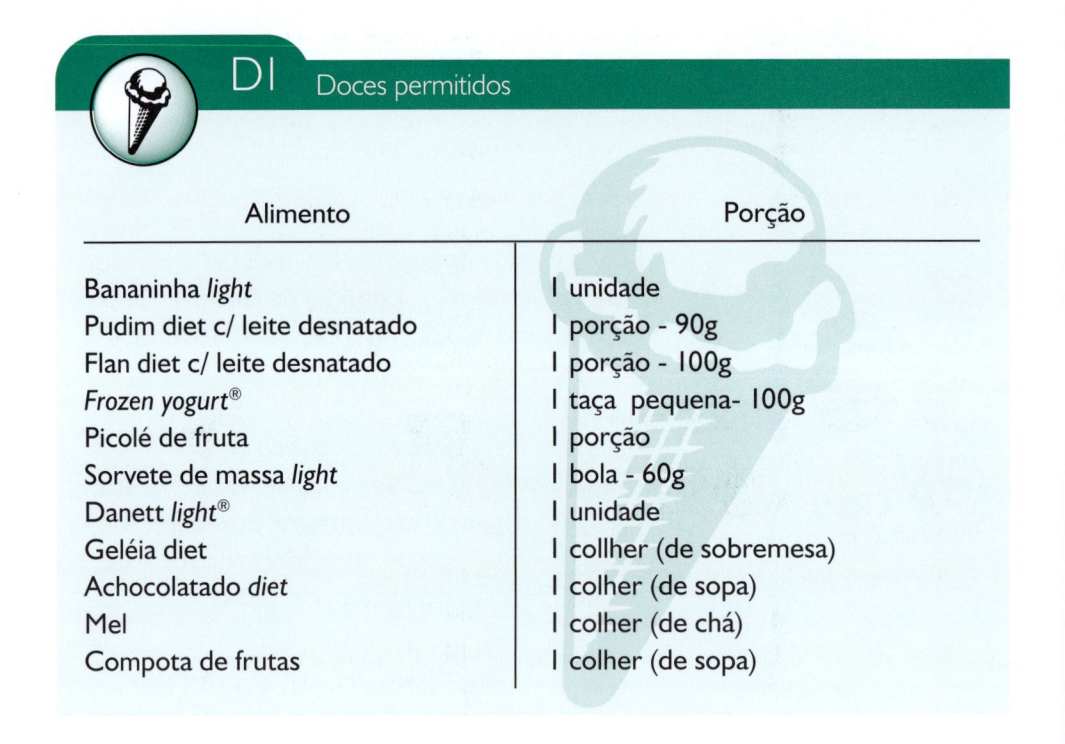

D1 Doces permitidos

Alimento	Porção
Bananinha *light*	1 unidade
Pudim diet c/ leite desnatado	1 porção - 90g
Flan diet c/ leite desnatado	1 porção - 100g
Frozen yogurt®	1 taça pequena - 100g
Picolé de fruta	1 porção
Sorvete de massa *light*	1 bola - 60g
Danett *light*®	1 unidade
Geléia diet	1 collher (de sobremesa)
Achocolatado *diet*	1 colher (de sopa)
Mel	1 colher (de chá)
Compota de frutas	1 colher (de sopa)

Como acrescentar esses alimentos no seu plano alimentar?

Faça a seguinte substituição:

1 porção de C1 ou 1 porção de F pode ser trocado por 1 porção de D1.

Exemplos: Lanche da tarde: 2 unidades de torrada integral com geléia *diet* ou Sobremesa: 1 porção de Pudim *diet* com leite desnatado.

Vida leve

▶ Se você não é apaixonado por doces, utilize 1 porção do grupo de Doces Permitidos somente na Etapa 4 do seu Programa Alimentar. Faça a mesma substituição recomendada acima: 1 porção de C1 ou 1 porção de F equivale a 1 porção de D1.

CE — Carboidratos especiais

Alimento	Porção
Abacaxi em calda	1 fatia média - 65g
Doce de leite	1 colher (de sopa) rasa
Doce de mamão	2 colheres (de sopa)
Doce de banana	1 colher (de sopa)
Pêssego em calda	1 unidade - 60g
Salada de frutas	1/2 copo - 100g
Suspiro pequeno	5 unidades pequenas- 30g
Sorvete de massa	1 bola - 60g
Bolo sem recheio cremoso ou Panetone	1 fatia -30g
Bombom Sonho de Valsa®	1 unidade
BIS®	3 unidades
Chocolate Batom®	1 unidade
Chocolate Suiço	2 unidades miniaturas
Leite condensado	2 colheres (de sopa)
Brigadeiro	2 unid.peq. ou 3 (col. chá)
Danette® chocolate preto/ branco	1 unidade
Suflair®	1/2 unidade (25g)
Surpresa®	1 unidade
Prestígio®	1 unidade (33g)
Alpino®	2 unidades
Miniatura da Nestlé® ou Lacta®	2 miniaturas
Chocolate ao leite	1 barrinha pequena - 30g
Pipoca	1 copo (de requeijão)
Batata frita	1 saquinho pequeno

Anexo I - Dieta alimentar

BA — Bebidas alcoólicas

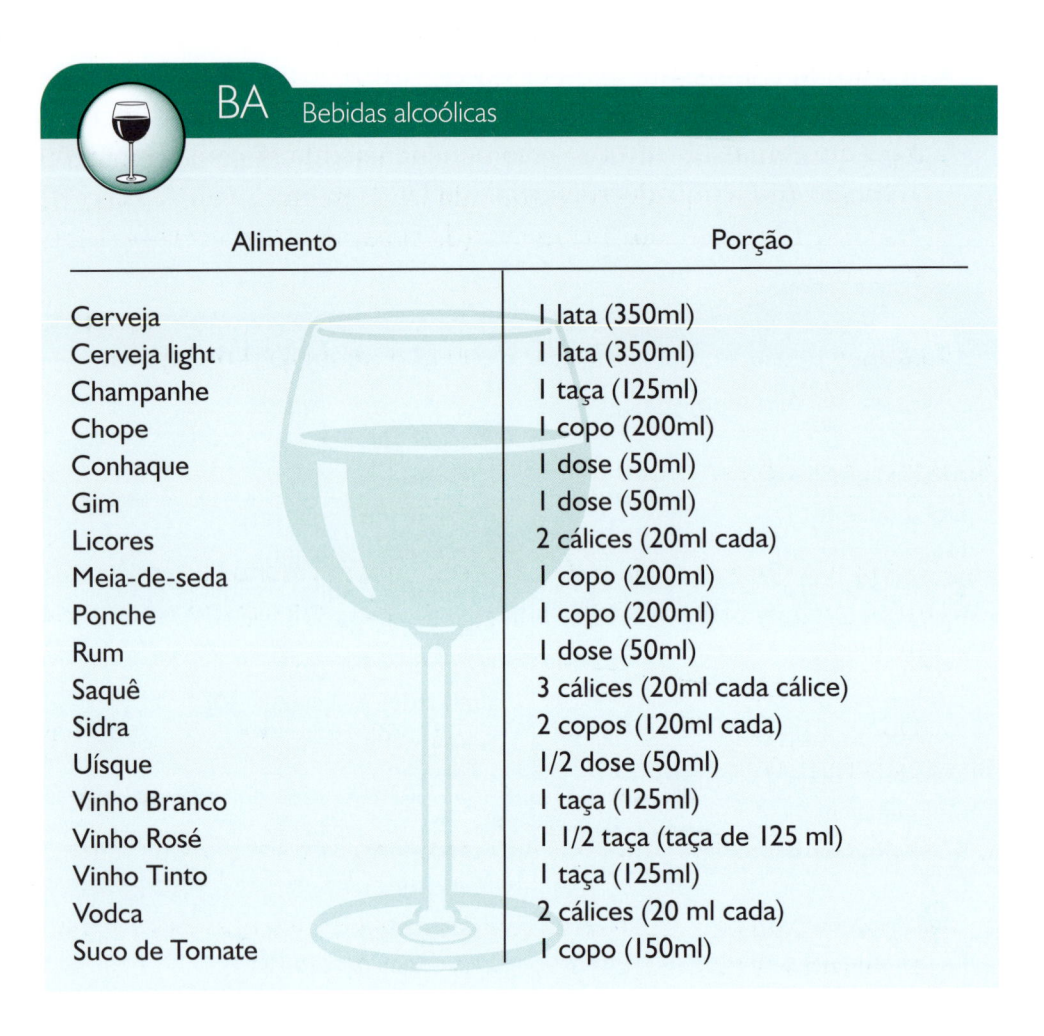

Alimento	Porção
Cerveja	1 lata (350ml)
Cerveja light	1 lata (350ml)
Champanhe	1 taça (125ml)
Chope	1 copo (200ml)
Conhaque	1 dose (50ml)
Gim	1 dose (50ml)
Licores	2 cálices (20ml cada)
Meia-de-seda	1 copo (200ml)
Ponche	1 copo (200ml)
Rum	1 dose (50ml)
Saquê	3 cálices (20ml cada cálice)
Sidra	2 copos (120ml cada)
Uísque	1/2 dose (50ml)
Vinho Branco	1 taça (125ml)
Vinho Rosé	1 1/2 taça (taça de 125 ml)
Vinho Tinto	1 taça (125ml)
Vodca	2 cálices (20 ml cada)
Suco de Tomate	1 copo (150ml)

Assim como o grupo de Carboidratos Especiais, o de Bebidas Alcoólicas só deve ser introduzidos no seu Programa Alimentar durante a Etapa 4. Mas faça essa troca apenas uma vez por semana.

Para isso, siga a seguinte substituição:

2 porções de C2 ou 2 porções C1 ou 2 porções de F equivalem a 1 porção de Carboidratos Especiais ou a 1 porção de Bebida Alcoólica.

Vida leve

Exemplos (Etapa 4):

◗ Almoço: Salada de alface, agrião, rabanete, 3 fatias de tomate, 3 colheres (de sopa) de cenoura ralada, 1 palmito com molho de azeite, 1 filé grelhado, 3 colheres (de sopa) de arroz cozido e 1 lata de cerveja.

◗ Lanche da tarde: 1 suco *ligth* e 1 copo (de requeijão) de pipoca.

Substituições de refeições por lanches

Somente durante a Etapa 4 do Programa Alimentar, você pode substituir, uma vez por semana, alguma refeição (almoço ou jantar) por um lanche.

Quais os tipos de lanches poderiam ser trocados por uma das principais refeições?

Você pode escolher uma das opções abaixo, uma vez por semana.

❶ *Pizza:* 1 fatia de pizza (mussarela, margherita, rúcula, atum e peito de peru) + V1 à vontade + 2 poções de V2.

❷ *Beirute:* 1 pão sírio + 1 fatia de mussarela + 1 fatia de peito de peru + V1 à vontade + 1 suco light.

❸ *Hambúrger:* 1 cheeseburguer ou 1 cheese salada (sem maionese ou molho tártaro) + 1 refrigerante diet.

❹ *Lanche árabe:* 2 esfirras abertas (carne, ricota ou escarola com ricota) + 1 porção de tabule.

❺ *Panqueca:* 2 unidades (carne, frango ou ricota) com molho vermelho.

Anexo I - Dieta alimentar

6 *Sanduíche:* Escolha uma das opções abaixo

Peru com Maçã

INGREDIENTES

- 2 fatias de pão integral
- 2 fatias finas de peito de peru
- 1/2 maçã verde, ralada ou fatiada
- 2 colheres (sopa) de creme de mostarda
- Tomate e alface a gosto
- Creme de Mostarda
- 1 iogurte desnatado
- 2 colheres (sopa) de mostarda
- 1 colher (chá) de adoçante
- 2 gotas de baunilha / sal a gosto

MODO DE PREPARO

Bata no liqüidificador todos os ingredientes para o creme de mostarda e guarde o creme pronto, na geladeira. Monte o sanduíche, alternando os ingredientes com o creme de mostarda.

Valor calórico: 97 calorias

Vegetariano

INGREDIENTES

- 2 fatias de pão preto
- 1 colher (sopa) de queijo *cottage*
- Rúcula picada
- 1 xícara berinjela, em cubos
- 1 xícara de tomate picado
- 1/2 xícara de cebola picada
- 1 xícara de pimentão, cortado em fatias finas
- 1 xícara de champignon refogado
- 1 colher (sopa) de manjerona
- 1 xícara de caldo de carne
- Sal a gosto

MODO DE PREPARO

Refogue a berinjela, o tomate, a cebola, o pimentão, o champignon e a manjerona, no caldo de carne. Depois, monte o sanduíche, alternando o refogado de legumes com a rúcula e o queijo *cottage*.

Valor calórico: 123 calorias

Mexicano

INGREDIENTES

- 1 pão sírio, cortado ao meio
- 2 colheres (sopa) de queijo prato *light* ralado
- 3 colheres (sopa) de carne moída previamente e refogada com cebola, pimenta, sal e salsinha
- 2 colheres (sopa) de pepino fresco, cortado em pedaços
- 3 colheres (sopa) de tomate picado
- 2 colheres (sopa) de queijo *cottage* ou 2 fatias de queijo branco
- 1/4 xícara de leite desnatado
- Sal e alface picada

MODO DE PREPARO

Bata o queijo com o leite desnatado e misture com os demais ingredientes. Recheie o pão sírio.

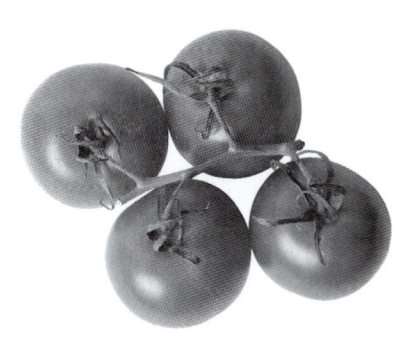

Valor calórico: 157 calorias

Atum à Italiana

INGREDIENTES

- 2 fatias de pão integral
- 2 colheres de atum em lata, desfiado
- 3 fatias de tomate
- 2 fatias de ovo cozido
- 2 fatias de cebola
- 1 colher (sopa) de requeijão *light*
- Sal, orégano e manjericão a gosto

MODO DE PREPARO

Misture os ingredientes e recheie o pão.

Valor calórico: 188 calorias

Anexo I - Dieta alimentar

Atum com Azeitonas

INGREDIENTES

- 3 fatias de pão preto
- 2 colheres (sopa) de atum
- 2 colheres (sopa) de queijo *cottage*
- 1 colher (chá) de salsinha
- 3 azeitonas pretas, picadas
- 3 tomates secos
- Alface a gosto

MODO DE PREPARO

Sobre uma fatia de pão preto, coloque o queijo *cottage*, a salsinha, o sal e as azeitonas. Acrescente a segunda fatia de pão e, depois, o tomate, a alface e o atum. Cubra com a terceira fatia.

Valor calórico: 196 calorias

Frango Desfiado

INGREDIENTES

- 2 fatias de pão integral
- 1/2 xícara de frango desfiado
- 3 colheres (sopa) de pasta de *cottage*
- Alface

Pasta de Cottage
- 100g de queijo *cottage*
- 1 xícara de cenoura ralada
- 1 xícara de erva-doce picada
- Sal, molho inglês e salsinha

MODO DE PREPARO

Bata o queijo *cottage* com sal, salsinha e molho inglês, no processador. Acrescente a cenoura e a erva-doce, até formar uma pasta. Sobre a fatia de pão, coloque 1 colher (sopa) da pasta de cottage, o frango desfiado e a alface. Repita as camadas.

Valor calórico: 82 calorias

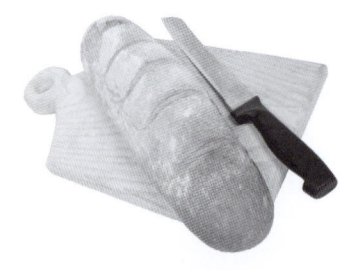

Tropical

INGREDIENTES

- 2 fatias de pão integral
- 40g de frango, cozido e desfiado
- 1 colher (sobremesa) de geléia *diet*, de abacaxi
- 30g de salsão cortado
- 50g de abacaxi picado
- 1 colher (sopa) de queijo *cottage*
- Sal, pimenta e mostarda a gosto

MODO DE PREPARO

Misture os ingredientes e recheie o pão.

Valor calórico: 208 calorias

ANEXO 2

DIETA DESINTOXICANTE

EXAGEROU?!

*Programa Alimentar elaborado pela nutricionista
Shirley Sá Ribas*

Vida leve

O que fazer após festas, feriados ou finais-de-semana prolongados?

As sugestões abaixo são para serem seguidas após as ocasiões em que você comeu além do que deveria. São cardápios bastante leves para serem seguidos por dois dias consecutivos, mas não faça disto uma rotina. Use-os, apenas, em caso de "emergência", caso contrário seu projeto de emagrecimento não funcionará. Veja receitas dos pratos marcados com * .

Primeiro dia:

▶ **Café da manhã:**
Vitamina de morango*

▶ **Lanche:**
Suco de melão, com adoçante, ou qualquer suco *light*, em caixinha (200 ml)

▶ **Almoço:**
Suco de maracujá, com adoçante (240 ml)
2 pratos (sopa) da Sopa de legumes*

▶ **Lanche:**
Vitamina com suco de frutas*

▶ **Jantar:**
Suco de kiwi* (200ml)
2 pratos (sopa) da Sopa de palmito*

▶ **Ceia:**
1 copo de leite desnatado (240ml)

Anexo 2 - Dieta desintoxicante

Segundo dia:

▶ Café da manhã:
Vitamina de frutas com aveia*

▶ Lanche:
1 iogurte desnatado (240 g), batido com 4 ameixas secas

▶ Almoço:
2 pratos (sopa) da Sopa de cogumelos*
Suco de abacaxi, com hortelã e adoçante (240ml)

▶ Lanche:
Suco verde*

▶ Jantar:
Suco de melancia, com adoçante (240ml)
2 pratos (sopa) da Sopa de espinafre*

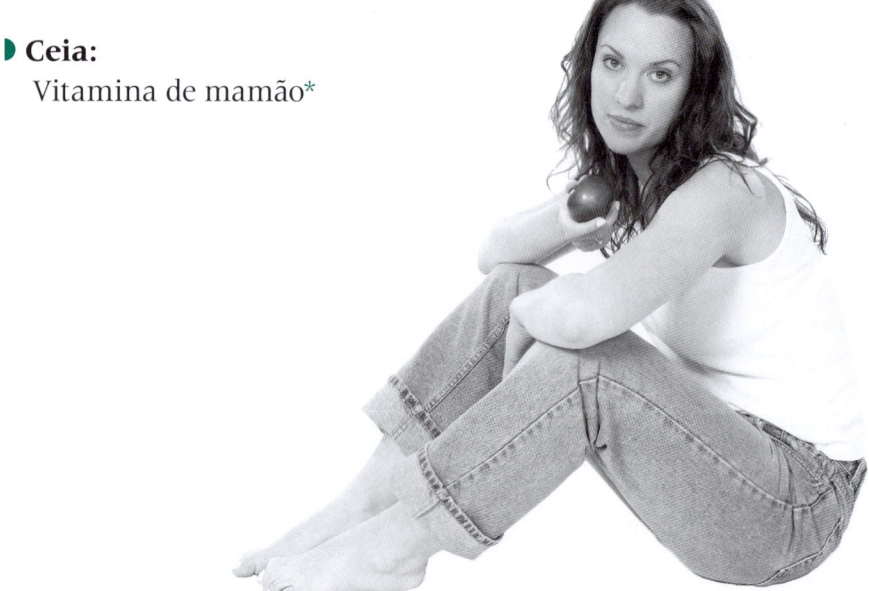

▶ Ceia:
Vitamina de mamão*

Receitas:

Vitamina de morango

INGREDIENTES

- 1 iogurte desnatado (240 g)
- 1 copo de leite desnatado (120 ml)
- 10 unidades de morango ou 1 maçã
- 1 colher (sobremesa) rasa de farelo de trigo

MODO DE PREPARO

Bater todos os ingredientes no liqüidificador e beber a seguir. A vitamina não deve ser guardada.

Sopa de legumes

INGREDIENTES

- 200 g de carne magra
- 100 g de cenoura
- 100g de vagem
- 100 g de couve-flor
- 100 g de brócolis
- 1 cebola, sal, molho shoyu *light*, salsa e orégano
- 1 tablete de caldo de legumes

MODO DE PREPARO

Dissolva o tablete de caldo de legumes em 1 litro de água e acrescente os demais ingredientes, levando para cozinhar o tempo necessário.

Vitamina com suco de frutas

INGREDIENTES

- 240 ml de suco de laranja
- 1/2 banana prata
- 1 fatia de mamão

MODO DE PREPARO

Bata todos os ingredientes no liqüidificador e beba a seguir. A vitamina não deve ser guardada.

Anexo 2 - Dieta desintoxicante

Suco de Kiwi

INGREDIENTES

- Suco de 1 laranja
- 1/2 xícara de maçã descascada e picada
- 1 kiwi picado
- 1 copo de água gelada
- Adoçante

MODO DE PREPARO

Bata no liqüidificador: suco de laranja, maçã picada, água, adoçante e, por último, kiwi. Coloque pedras de gelo e beba em seguida. O suco não deve ser guardado.

Sopa de palmito

INGREDIENTES

- 200 g de palmito
- 200 g de peito de frango picado
- 1 cebola, folhas de louro, orégano, salsa e água

MODO DE PREPARO

Refogue a cebola com pouco óleo, acrescente frango, palmito, água e temperos, e deixe cozinhar o tempo necessário.

Vitamina de frutas

INGREDIENTES

- Suco de 3 laranjas
- 1 banana prata picada
- 1 colher (sopa) de aveia em flocos
- 1 colher (sopa) de mel

MODO DE PREPARO

Bata todos os ingredientes no liqüidificador e beba a seguir. A vitamina não deve ser guardada.

Vida leve

Sopa de cogumelos

INGREDIENTES

- 200 g de peito de frango
- 200 g de cogumelos
- 3 colheres (sopa) de leite em pó desnatado
- Sal, salsa, orégano e água

MODO DE PREPARO

Cozinhe todos os ingredientes o tempo necessário, exceto o leite desnatado, que deve ser acrescentado no final.

Suco verde

INGREDIENTES

- 3 talos de espinafre
- 3 talos de agrião
- 1 cenoura
- 240 ml de suco de abacaxi

MODO DE PREPARO

Bata todos os ingredientes no liquidificador e beba a seguir. Se preferir, coe antes de beber. O suco não deve ser guardado.

Sopa de Espinafre

INGREDIENTES

- 2 batatas picadas
- 1 tablete de caldo de galinha
- 1 colher (sopa) de margarina *light*
- 3 talos de espinafre
- 2 cebolas
- sal a gosto

MODO DE PREPARO

Dissolva o tablete de caldo de galinha em 1 litro de água e acrescente os demais ingredientes, levando a cozinhar o tempo necessário.

Anexo 2 - Dieta desintoxicante

Vitamina de mamão

INGREDIENTES

- 1 copo de leite desnatado (240 ml)
- 1/2 mamão *papaya*
- 1 colher (sobremesa) rasa de farelo de trigo

MODO DE PREPARO

Bata todos os ingredientes no liquidificador e beba a seguir. Se quiser, acrescente adoçante. A vitamina não deve ser guardada.

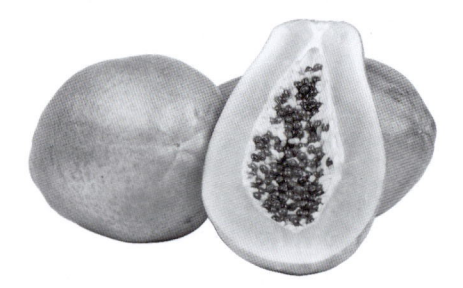

Sugestões para leitura

- *Aprendendo a Comer Bem.* Jocelem Mastrodi Salgado. Madras, 2001.
- *Deixar de Ser Gordo.* Flávio Gikovate. MG Editores, 1986.
- *Diet Book.* Lara Natacci Cunha. Mandarim, 1999.
- *Emagreça pela Cabeça.* Antonio Carlos Marsiglio de Godoy. MG Editores, 2002.
- *Fome de Cão.* Táki Athanássios Cordás. Maltese, 1993.
- *Gordo Absolvido.* Geraldo Medeiros. ARX, 2002.
- *Manual de Obesidade para o Clínico.* Alfredo Halpern, Marcio Mancini. Roca, 2002.
- *Obesidade - Motivações Inconscientes.* Paulus, 1998.
- *Obesidade Infantil - Guia Prático.* Nataniel Viuniski. EPUB, 2000.
- *Pontos para o Gordo.* Alfredo Halpern. Record, 2000.
- *Reeducação Alimentar.* Joselaine Silva Stürmer. Vozes, 2001.
- *Viagens com Tia Clara - Aprendendo nutrição.* Claudia Ridel Juzwiak. FTD, 2000.

Referências

- *Atuação ambulatorial do Profissional de Educação Física no Atendimento a Crianças e Adolescentes Obesos.* Vera Lúcia Perino Barbosa. Universidade Federal de São Paulo, 1999.
- *Azeite de Oliva Espanhol na Alimentação Infantil.* CTENAS, Maria Luíza de Brito. Casa do Azeite Espanhol, 1998.
- *Cozinhando sem Crueldade.* Ana Maria Curcelli. Colcha de Retalhos, 1998.
- *Diet Simple.* Katherine Tallmadge. Life Line Press, 2002.
- *Eat, drink and be health.* Walter C. Willett, M.D. Simon & Schuster Source, 2001.
- *Effects of Training on Abdominal Obesity and Related Metabolic Complications.* Buemann B, Tremblay A. *Sports Med.*, 21:191-212, 1996.
- *Elimine A Gordura Conservando Os Músculos.* Janet Walberg-Rankin, Phd. *Sports Science Exchange*, n. 15, 1997.
- *Exercício - Preparação Fisiológica, Avaliação Médica - Aspectos Especiais e Preventivos.* Nabil Ghorayeb e Turíbio Barros. Atheneu, 1999.
- *Journal of American Dietetic Association.* 90: 722-6; 94:902-7.
- *Krause - Alimentos, Nutrição e Dietoterapia.* L. Katheleen Mahan e Marian T. Arlin. Roca, 1995.
- *Livro Azeite de Oliva Espanhol na Culinária Brasileira.* Desenvolvido pela Axxis Consultoria em Nutrição e Alimentação Ltda. e patrocinado pela Assoliva (Associación Española de la Industria y Comércio de Aceite de Oliva).
- *Manual de Obesidade para o Clínico.* Alfredo Halpern, Marcio Mancini. Roca, 2002.
- *Nutrição e Exercício na Prevenção de Doenças.* Ana Dâmaso. Medsi, 2001.
- *Nutrição – Fundamentos e Aspectos Atuais.* Júlio Tirapegui. Atheneu, 2000.
- *Obesidade.* Alfredo Halpern, Amélio G. Matos, Henrique L. Suplicy, Marcio Mancini, Maria Tereza Zanella. Lemos, 1998.
- *Obesidade na Infância e Adolescência.* Mauro Fisberg. Fundo Editorial BYK, 1995.
- *Receitas para Uma Nova Idade.* Lissa DeAngelis e Molly Siple. Angra, 1999.
- *Revista Dieta Já.* Símbolo, agosto 2001; novembro 2001.
- *Revista Boa Forma.* Abril, fevereiro 2002.
- *Receitas Mãe Terra.* Mãe Terra Produtos Naturais Ltda. (www.maeterra.com.br).
- *Transtornos Alimentares e Obesidade.* Maria Angélica Antunes Nunes, José Carlos Appolinário, Ana Luiza Galvão Abuchaim e Walmir Coutinho. ArtMed, 1998.

CONHEÇA TAMBÉM OUTROS LIVROS DA FUNDAMENTO.

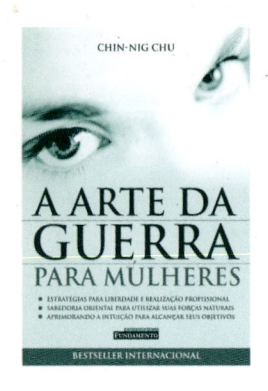

A ARTE DA GUERRA PARA MULHERES
CHIN-NIG CHU

Aqui, vamos examinar as estratégias para a conquista de liberdade e do sucesso pessoal e profissional. O conceito chinês da arte da guerra é a habilidade de fazer manobras mentais para alcançar o resultado desejado.
Já está na hora de aprendermos tudo o que se relaciona à arte da guerra, para vivermos felizes e em paz.

POR QUE OS HOMENS SÃO ASSIM?
STEVE BIDDULPH

Um livro emocionante, para entender os homens e ajudá-los a encontrar a felicidade. Mais um bestseller internacional de Steve Biddulph.

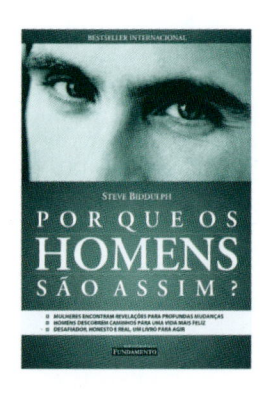

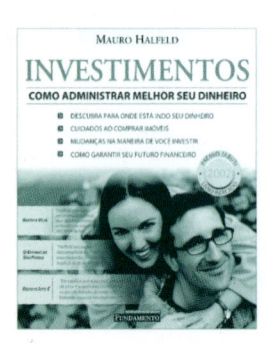

INVESTIMENTOS
COMO ADMINISTRAR MELHOR SEU DINHEIRO
MAURO HALFELD

De maneira clara e didática, Mauro Halfeld está fazendo uma mudança radical na maneira como os brasileiros administram seu dinheiro.
Bestseller nacional, foi indicado ao Prêmio Jabuti 2002.

DOMANDO SUA FERINHA
DR. CHRISTOPHER GREEN

Domando sua Ferinha fará você redescobrir o prazer de educar filhos. Objetivo, sincero e prático, o autor faz enorme sucesso com suas orientações sobre o dia-a-dia das crianças.

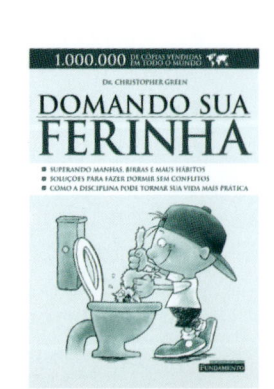

www.editorafundamento.com.br
Atendimento: 0800 600 77 33

EDITORA FUNDAMENTO